MONOGRAPHIE

MÉDICO-PRATIQUE ET BIBLIOGRAPHIQUE

DE

LA BELLADONE.

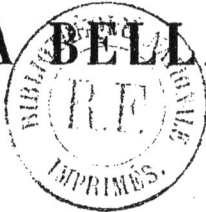

OUVRAGE DU MÊME AUTEUR

(sous presse.)

TRAITÉ PRATIQUE ET RAISONNÉ DES PLANTES MÉDICINALES INDI-
GÈNES , ouvrage couronné (médaillé d'or) en 1847 par la Société
royale de médecine de Marseille ; 2ᵉ édition , revue , corrigée
et considérablement augmentée ; 1 fort vol. grand in-8° sur
raisin, de 900 pages environ, avec un atlas du même format.

Outre l'extension donnée à l'ensemble du travail, et en particulier
à ce qui concerne les effets physiologiques et thérapeutiques de nos
plantes médicinales, cette deuxième édition renferme :

1° La description des plantes dans le texte ;
2° Leur récolte et leur conservation ;
3° Des notions sur leurs propriétés chimiques ;
4° Un grand nombre de faits nouveaux , dont la plupart ont été
recueillis dans la pratique de l'auteur ;
5° Un formulaire et un mémorial pharmaceutiques ;
6° Un atlas de 200 plantes lithographiées avec le plus grand soin.

Cet ouvrage, consacré à une partie de la médecine généralement
négligée dans les auteurs classiques, peut être considéré, indépendamment de son utilité particulière, comme le complément nécessaire de
tous les traités de thérapeutique et de matière médicale.

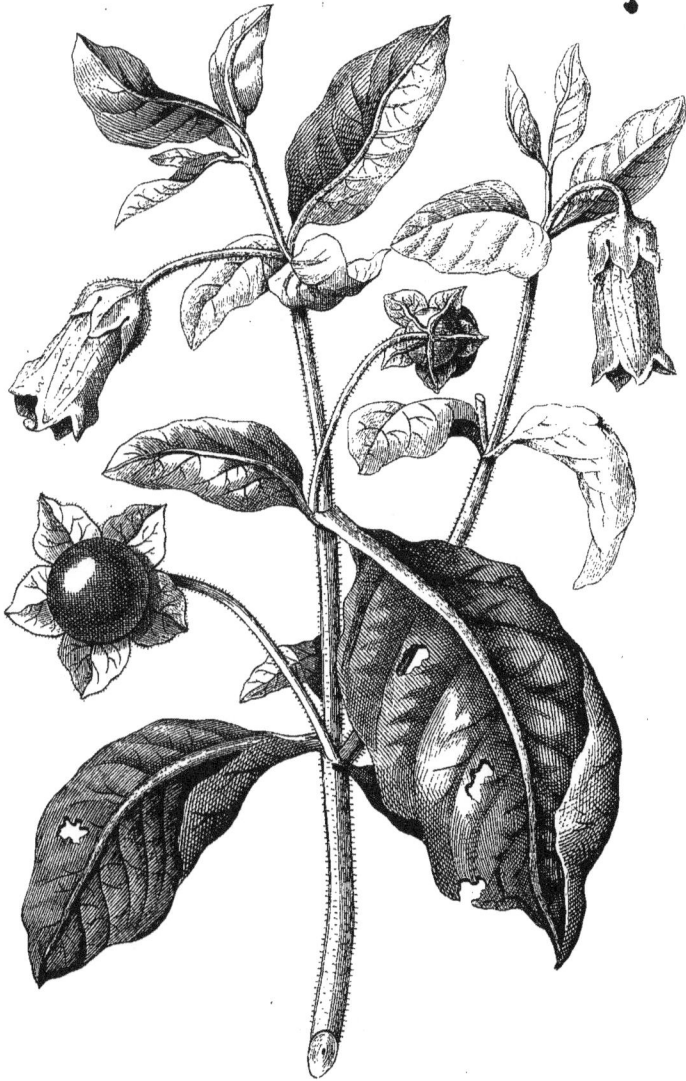

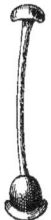

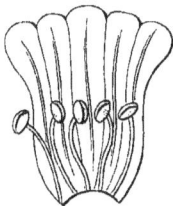

Pistil.   Corolle. — Etamines.   Graine grossie.   Coupe du fruit.

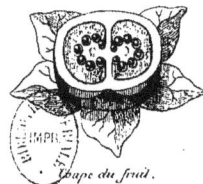

Belladone. — (Atropa Belladona.)

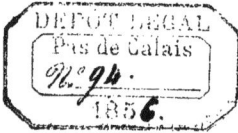

MONOGRAPHIE

MÉDICO - PRATIQUE ET BIBLIOGRAPHIQUE

DE

LA BELLADONE

PAR

F.-J. CAZIN, D.-M.

Lauréat et Membre correspondant de la Société Impériale de Médecine de Marseille, de l'Académie Impériale de Reims ;
de la Société des Sciences Médicales et Naturelles de Bruxelles, de la Société Académique de St-Quentin ;
Lauréat de la Société Impériale et centrale d'Agriculture de Paris
et de la Société Académique de Nantes ;

Membre correspondant des Académies des Sciences et Lettres de Montpellier, de Rouen, d'Amiens ; de l'Académie
Médico-Chirurgicale de Ferrare, de la Société Médico-Pratique de Paris, des Sociétés Impériales
de Médecine de Bordeaux, de Lyon, de Toulouse, de Strasbourg ; des Sociétés
de Médecine d'Angers, de Caen, de Dijon, de Gand, de Lille,
de Metz, de Nancy, de Nîmes, de Poitiers, etc.

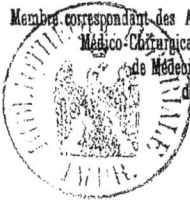

« Sic enim decet investigatorem veri, non
solùm quæ legerit, sed et quæ secum medi-
tando considerat et contemplatur, in com-
munem fructum proferre. »   (FERNEL)

PARIS

CHEZ LABÉ, LIBRAIRE,

Place de l'Ecole de Médecine, 23.

BOULOGNE - SUR - MER,

CHEZ L'AUTEUR,

Rue du Pot - d'Etain, 5.

1 8 5 6 .

MONOGRAPHIE

MÉDICO-PRATIQUE ET BIBLIOGRAPHIQUE

DE

LA BELLADONE.

———◆◎◆———

BELLADONE. Atropa belladona. L.

Solanum maniacum. J. B. —*Belladona majoribus foliis et floribus.* T.
Solanum lethale. Dod. — *Solanum somniferum et lethale.* Lob. — *Solanum furiosum.* — *Belladona trichotoma.* Scop. — *Belladona.* Pharm.

Belle - Dame (1), belladone baccifère, morelle furicuse, mandragore baccifère, guigne de côte, permenton.

Solanées. J.— Pentendrie monogynie. L.

Cette plante, commune dans les climats chauds et tempérés, croît sur les montagnes, dans les fossés ombragés, le long des haies, des murs et des décombres, dans les bois taillis, etc. On la trouve dans la forêt de Cressy, dans la garenne de Canneville, entre Chantilly et Creil ; dans la plupart des forêts des environs de Paris et dans celles du centre et du midi de la France. Je l'ai rencontrée dans les taillis du Boulonnais. Elle est cultivée dans les jardins.

La belladone est considérée, chez les Italiens, comme propre à conserver l'éclat et la fraîcheur du teint, de là le nom de *belladona* ; mais le nom générique de *Atropa* (*Atropos*), Parque inexorable qui tranche le fil de nos jours, rappelle l'idée de la mort.

Description. — *Racine* vivace, épaisse, longue, rameuse, fauve.— *Tige* herbacée, vivace, dressée, haute de 90 centim. à 1 mètre 30 centim., cylindrique, rameuse, tomenteuse. — *Feuilles* alternes, ovales, aiguës, grandes, géminées, d'un vert foncé, molles, souvent inégales. — *Fleurs* grandes, solitaires, pendantes, soutenues par un pédoncule axillaire, pubescent ; *corolle* d'un rouge-brunâtre et comme vineux, monopétale, campanulée, un peu ventrue, en forme de cloche, dont le limbe offre

(1) Parce que les dames romaines employaient son suc pour embellir la peau.

5 divisions courtes et obtuses (juin—août—septembre); *calice* campanulé à 5 divisions; 5 *étamines* plus courtes que la corolle, dont les filaments s'insèrent à la base de la corolle et portent des *anthères* obrondes; *pistil* plus long qu'elles; un *ovaire* supérieur, sphéroïde, surmonté d'un *style* un peu incliné, et terminé par un *stigmate* capité.— *Fruit* : baie globuleuse, un peu aplatie, marquée d'un léger sillon indiquant la place de la cloison intérieure, prenant à sa maturité le volume d'un gros pois, noirâtre, pulpeuse, entourée à sa base par le calice persistant, qui s'étale alors en étoile, biloculaire et contenant plusieurs *graines* réniformes fixées sur un placenta.

Parties usitées. — Toute la plante.

Récolte. — On récolte les feuilles dans le mois de juin, les baies dans le mois d'août, les racines en septembre. Ces différentes parties se sèchent à l'étuve : les feuilles et les sommités disposées en guirlandes, les racines, qui sont grosses et longues, coupées en rouelles.

Les baies ressemblent un peu à la cerise, à la guigne, aux baies de myrtille, et comme leur saveur est douceâtre et sucrée, elles ont donné lieu, surtout chez les enfants, à de nombreux empoisonnements presque toujours mortels.

Notions chimiques. — La belladone est douée d'une odeur vireuse et d'une saveur un peu âcre et nauséabonde. Vauquelin, qui a analysé cette plante, y a trouvé une matière albumineuse; une substance animalisée, insoluble dans l'alcool, soluble dans l'eau, précipitable par la noix de galle; une matière résineuse soluble dans l'alcool, et qui paraît être le principe actif; de l'acide acétique libre; beaucoup de nitrate de potasse; du sulfate, du chlorhydrate et du suroxalate de potasse; de l'oxalate et du phosphate de chaux; du fer et de la silice.

L'eau et l'alcool s'emparent des principes actifs de la plante.

Les peintres en miniature préparent un fort beau vert avec le suc des baies, qui, selon Willich, empreint le papier d'une jolie couleur pourpre.

Selon Brandes, la belladone contient 1 1/2 p. 100 de malate d'atropine. Ce chimiste y a trouvé deux matières extractives azotées (*phyteumacol*, *pseudotoxin*).

La belladone doit ses propriétés énergiques et vénéneuses à l'ATROPINE. Ce principe, découvert par Brandes, a été trouvé dans les racines, les feuilles et les tiges de cette plante. C'est une substance incolore, cristallisée en prismes soyeux transparents; fusible et volatile un peu au-dessus de 100°, soluble dans 500 parties d'eau froide, très-soluble dans l'alcool, dans 15 parties d'éther et dans 60 parties d'eau bouillante; se combinant fort bien et formant des sels avec les acides; sa solution aqueuse précipite en blanc par la noix de galle, en jaune par le chlorure d'or, en jaune isabelle par le chlorure de platine.

Mein (Dorvault, l'*Officine*) dit avoir obtenu 20 grains (1 gramme) d'atropine de 12 onces (360 grammes) de racine de belladone.

PRÉPARATIONS PHARMACEUTIQUES ET DOSES.

À L'INTÉRIEUR : *Infusion*, 40 à 60 centig. par 150 gram. d'eau bouillante, dont on prend par jour 30 à 50 gram. (avec précaution et progressivement.)

Teinture de feuilles fraîches (1 sur 4 d'alcool à 30°), 6 à 30 cent., en potion.

Teinture de feuilles sèches (1 sur 8 d'alcool à 22°), 10 à 50 cent. en potion.

Teinture éthérée (1 de feuilles sèches sur 4 d'éther), 10 à 50 cent. en potion.

Sirop (1 d'extrait sur 30 d'eau et 75 de sucre), 15 à 30 gram., en potion.

Extrait aqueux (5 cent. à 1 gram. progressivement), en pilules, potion.

Extrait de suc clarifié, par inspissation (de 5 à 20 centig. progressivement), en potion, pilules, etc.

Extrait de suc non dépuré, de 5 cent. à 1 gr. progressivement.

Extrait alcoolique (1 de suc sur 4 d'alcool à 35°, ou 2 de feuilles sèches sur 7 d'alcool à 21°), 1 à 10 cent. progressivement.

Poudre des feuilles, 3 à 60 cent. progressivement.

Poudre de la racine, 1 à 40 cent. progressivement.

À L'EXTÉRIEUR : *Infusion*, 4 à 15 gr. par kilog. d'eau, pour lotions, fomentations, bains, etc.

Lavement, 20 à 50 cent. par 200 gram. d'eau. La dose de 1 gram. indiquée dans quelques formulaires serait toxique si le lavement était gardé en entier.

Fumigations (infusion de sauge, 1 litre; poudre de belladone, 4 gr.) à la température de 40 à 50°.—Feuilles desséchées à fumer dans une pipe, ou roulées en cigarettes.

Huile par digestion.

Pommade, 2 à 8 gram. par 30 gr. d'axonge, en frictions.

ATROPINE, 1 ou 2 milligr. à 1 cent. progressivement et avec beaucoup de précaution. A la dose de 1 cent. pour début, elle peut produire de graves accidents.

Teinture d'atropine, une goutte dans un demi-verre d'eau comme prophylactique de la scarlatine pour un enfant de cinq ans;—2 gouttes à dix ans,—3 à quinze ans.

La belladone entre dans le baume tranquille et dans l'onguent populeum ; préparations qui contiennent les principes narcotiques des solanées et que l'on emploie trop rarement, et qui étaient autrefois d'un usage fréquent.

Parmi les préparations désignées pour l'usage interne, la poudre des feuilles ou de la racine, l'extrait de suc non clarifié, l'extrait alcoolique (lorsque ces deux extraits ont été bien préparés) et la teinture éthérée, paraissent être celles qui doivent mériter la préférence. Toutefois l'atropine, employée avec prudence, devra l'emporter sur toutes les autres préparations : comme principe actif de la plante, elle offre plus de certitude et de constance dans ses effets.

L'opinion de MM. Trousseau et Pidoux diffère sur ce point. Suivant ces médecins, entre les effets de l'atropine et ceux de la poudre de belladone, il n'y a pas la plus légère différence : les doses seules changent, et il en est de l'atropine, relativement à la belladone, comme de la morphine relativement à l'opium, comme de la digitaline relativement à la digitale. « Il était assez curieux, disent-ils, au point de vue chimique, de découvrir ces principes immédiats. Mais, nous devons l'avouer, le bénéfice qu'en a retiré la thérapeutique est de bien mince valeur. Si, pour le quinquina, il y a un avantage dans beaucoup de cas à avoir un alcaloïde, qui, sous un petit volume, ait une grande énergie, et dont l'administration soit plus facile, les mêmes avantages ne peuvent s'appliquer à la belladone et même à la digitale, qui sont si faciles à administrer, et qui, sous un très-faible volume, possèdent une extrême énergie.

» Si maintenant, disent encore MM. Trousseau et Pidoux, il est permis d'entrer dans une autre considération, on comprendra que le médecin ne doit jamais, à moins d'urgence, substituer des médicaments d'un prix élevé, à des substances dont la valeur vénale est presque nulle et dont l'activité est fort grande. » (Tom. II, p. 77.)

Je partagerais entièrement cette manière de voir si l'on pouvait toujours se procurer la plante non altérée par une mauvaise récolte ou par la vétusté, si l'on pouvait compter sur des préparations pharmaceutiques soigneusement faites et bien conservées. Après avoir maintes fois employé inutilement la poudre de digitale prise chez les pharmaciens, j'ai obtenu des effets aussi prompts que satisfaisants de l'administration de la digitaline. Dans un cas où l'extrait de belladone m'avait fait défaut, l'atropine a complètement répondu à mon attente. Néanmoins, lorsque je puis m'assurer d'une bonne préparation pharmaceutique de belladone, je l'emploie de préférence à l'atropine.

Nous devons signaler le *rob de belladone* obtenu avec les baies à maturité dont on extrait le suc, et l'extrait de semences. Cette dernière préparation, suivant MM. Trousseau et Pidoux (*ouv. cit.*, t. II, p. 50), mériterait d'être employée de préférence à beaucoup d'autres préparations, en raison de ses effets plus constants.

———

La belladone est un poison très-violent.

Avant de parler des effets de ce poison chez l'homme, nous devons faire connaître ceux qu'il produit chez les animaux. Si l'on en croit Giacomini, les chèvres paraissent pouvoir prendre impunément cette plante. Un lapin fut nourri de belladone pendant trente jours sans en éprouver le moindre effet, même sans dilatation des pupilles (*Journ. de pharm.*, t. X, p. 85). —Suivant M. Flourens, la belladone rend les oiseaux aveugles.—Orfila a fait avaler trente baies de belladone à un petit chien, qui n'en éprouva rien. D'autres chiens, soumis par ce médecin à l'action de l'extrait aqueux de cette plante, périrent empoisonnés. L'action du poison fut plus intense et plus prompte lorsqu'il fut injecté dans les veines que lorsqu'il fut appliqué sur le tissu cellulaire ou introduit dans l'estomac. Dans le cas d'ingestion du poison dans l'estomac, cet organe ne présenta que peu ou point d'inflammation. Les autres altérations ne sont pas assez remarquables pour rendre compte du mode d'action de la belladone.

Les fruits, en raison de la ressemblance qu'ils présentent avec certaines variétés de cerises, ont occasionné plus fréquemment l'empoisonnement accidentel que les autres parties de cette solanée. Les médecins de campagne qui cultivent la belladone doivent prendre des précautions contre les dangers qu'offre cette plante aux enfants, qui se laissent séduire par la couleur de ses baies, dont le goût n'a rien de désagréable.

Le vin coloré par ce fruit a donné lieu à l'empoisonnement; Ferreira (*Mat. méd.*, t. ii, p. 650) en cite des exemples.—Boucher (*anc. Journ. de Méd.*, t. xxiv, p. 310) a réuni les cas cités dans les anciens ouvrages de botanique.—Bulliard (*ouv. cit.*, p. 201) rapporte le fait de quatorze enfants de la Pitié qui s'empoisonnèrent au Jardin du Roi, en 1773, avec les baies de belladone.—L'exemple le plus remarquable est celui de cent cinquante soldats français qui furent victimes d'une semblable méprise (Gaultier de Claubry, *Journal génér. de méd.*, t. xlviii).

On lit dans le Bulletin des Sciences médicales de Férussac (t. i, p. 160), deux faits qui tendent à prouver que ces fruits ne sont toxiques qu'à une dose un peu élevée.—Selon le docteur Gigault (*Journ. de Chim. méd.*, t. iv, p. 390), de Pont-Croix, en Bretagne, les paysans mangent les fruits de la belladone, qu'ils appellent guignes de côte, et depuis trente ans il a soigné un grand nombre de personnes qui en avaient trop mangé, et dont aucune n'est morte. Il emploie le vomissement.—Hufeland (*Journ. prat.*, 1823) cite l'observation d'un idiot qui mangea sans résultat fâcheux, c'est-à-dire sans en mourir, car il y eut empoisonnement, trente à quarante fruits murs de belladone.

D'autres faits, bien plus nombreux, déposent contre cette innocuité des baies de belladone prises à petite dose. On lit dans Valmont de Bomare ce qui suit : « De deux jeunes gens qui , dans le Jardin des Plantes de Leyde, mangèrent deux ou trois de ces baies , l'un mourut le lendemain, et l'autre fut très-mal. On est d'abord attaqué d'un délire court ; on fait des éclats de rire et différentes gesticulations même audacieuses ; ensuite, on tombe dans une véritable folie : après cela dans une stupidité semblable à celle d'une personne ivre, furieuse, et qui ne dort pas ; enfin , l'on meurt.—On trouve dans le *Recueil périodique de médecine*, août 1759, une observation remarquable au sujet de deux jeunes filles qui furent frappées de manie et des symptômes précédents, pour avoir mangé deux à trois baies de morelle furieuse (belladone), et qu'un médecin guérit par l'usage de l'émétique en lavage (*Dict. d'hist. nat.*, art. *Belle-dame*, *belladona*, ou *Solanum lethale seu maniacum*). »

Van Swieten rapporte aussi que quatre baies de belladone ont suffi pour causer la mort.

Boulduc (*Hist. de l'Acad. royale des scienc.*, 1703) rapporte que « quelques enfants de Grandvaux, village à quelques lieues de Paris, entrèrent dans un jardin inculte, et y mangèrent du fruit de *Solanum belladona* ou de *melanocerasum*. Peu de temps après ils eurent une fièvre violente, avec des convulsions et des battements de cœur terribles ; ils perdirent la connaissance des personnes, et tombèrent dans une aliénation d'esprit. Un petit garçon de quatre ans mourut le lendemain. »

Pinel rapporte l'empoisonnement de quelques enfants qui avaient mangé des baies de belladone dans la cour de la Salpêtrière. Ces petits malades étaient pris d'un délire gai, riaient, dansaient, folâtraient et faisaient divers mouvements des bras et des mains comme pour imiter l'action de filer.

Les empoisonnements causés par d'autres parties de la plante ont été assez souvent observés. Dans un cas, la poudre, à la dose de 2 gr. 35 centig., a été la cause des accidents (Dr Jolly, *Nouv. biblioth. méd.*, t. iii).—M. Conty de la Pommeraie (*Archiv. gén.*, t. xvii, p. 239) a rapporté une observation où deux lavements, contenant chacun 50 centig. d'extrait, déterminèrent des accidents terribles.

« Le docteur Laurant rapporte qu'en 1834 une dame vint le prier d'aller voir deux de ses enfants, qui, disait-elle, paraissaient fous depuis plusieurs heures. Il trouva couchés sur le ventre un jeune garçon de neuf ans, et à côté de lui une petite fille de dix-huit mois. Le petit garçon avait pris vingt-quatre grains d'extrait de belladone, et la petite fille douze, au lieu d'un demi-grain par jour. Les membres du jeune garçon étaient continuellement en mouvement ; il cherchait à surprendre les papillons et les insectes qu'il croyait voir sur les vêtements des personnes qui l'approchaient. La petite fille était encore plus agitée ; elle faisait toutes sortes de singeries, appelait son père, sa mère, ses frères, et très-distinctement, ce qui les étonnait beaucoup, car c'était la première fois de sa vie qu'elle parlait avec clarté. Chez ces deux enfants les pupilles étaient très-dilatées et immobiles. Dans son délire jovial, le petit garçon chantait à gorge déployée, et commandait l'exercice, mais tremblait sur ses jambes, marchait en trébuchant ; il levait constamment l'un des pieds comme pour gravir un monticule qu'il croyait apercevoir devant lui, et tombait sans pouvoir se relever. Il s'écriait qu'il voyait des rats, des souris, des chats, de grandes bêtes noires, des vers qui montaient sur les murs, sur les meubles, etc. D'autres fois, il s'écriait : Oh ! les beaux diamants ! les beaux soleils ! Il lui semblait voir tour à tour du feu, des étincelles, des illuminations, des chandelles qui volaient, des étoiles, des oiseaux à riche plumage, des papillons, des vers luisants, etc., etc.; il s'extasiait, il paraissait content, bienheureux. Les symptômes de l'empoisonnement avaient à peu près suivi le même ordre, la même progression chez la petite fille, c'est-à-dire que d'abord accablée, pâle, sans chaleur, dans un état voisin de la défaillance, elle avait éprouvé, comme son frère, une violente réaction. De plus, chez elle, une *éruption scarlatineuse* s'était développée presque subitement sur tout le corps. Enfin, peu à peu les effets toxiques se sont dissipés, et quarante-huit heures après l'ingestion de la belladone, les deux enfants étaient tout à fait hors de danger. » (M. le docteur Debreyne, *Annal. de la Société de médec. de Gand*, vol. XXXI, page 34).

« Un officier supérieur, pour combattre les suites d'un mal de gorge rebelle, reçoit par ordre de son médecin une forte décoction de belladone pour fumigation. Au lieu d'en aspirer la vapeur, il la boit en guise de thé. Quelques heures après, douleurs violentes à la gorge, qui semblait en feu, mal à l'estomac et au ventre ; la langue à demi-paralysée, paroles incohérentes et mal articulées, faiblesse considérable dans les jambes, vains efforts pour uriner, malgré la plénitude de la vessie ; énorme dilatation des pupilles ; étranges hallucinations et exaltations mentales. Mais laissons parler le malade lui-même. En me voyant, dit-il, dans mon lit disposé d'une manière nouvelle, et placé dans le sens de celui d'un de mes amis qui avait la cuisse cassée, et près duquel je venais de passer plusieurs jours, je m'imaginais que j'étais cet ami. Dès lors, je donnais à chacun de ceux qui m'entouraient les noms des personnes qui soignaient mon ami. A l'une, que j'appelais ma mère, je la rassurais sur mon état, lui disant (ainsi que le faisait mon ami) que je me sentais le courage de passer six semaines dans mon lit. A un autre, je donnais divers ordres sur l'intérieur de la maison (de mon ami). Mais lorsqu'on s'avisait de remuer mon lit, je me révoltais à l'idée qu'on allait déranger l'appareil de ma jambe. Tout ce que je voyais me semblait ravissant ; les personnes qui m'approchaient étaient toutes belles à mes yeux ; une femme de soixante ans, qui m'apportait à boire, m'apparut tout à coup comme une femme magnifique ; à la fraîcheur que je remarquais sur son visage, elle joignait une tournure parfaite, et sa taille svelte était, selon moi, d'une grande beauté, etc.... Toujours dans le même état d'extase, mes yeux étaient frappés de la beauté des couleurs du papier de ma chambre.... Je vis une foule de petits individus faire leurs évolutions par un ingénieux mécanisme..... Un autre objet vint attirer plus spécialement mon attention, c'était la pendule qui était sur ma cheminée : il me sembla qu'elle renfermait la mécanique la plus compliquée, et je crus la voir s'ouvrir en deux ; puis je remarquais trois ou quatre automates qui exécutaient une pantomime dont je devinais tout le sujet, tant leurs mouvements étaient naturels et expressifs. Un de mes amis, feu le général Lamarque, entra au moment de cette vision.

Je me hâtai de lui faire la description de ce que je voyais, et cela en termes précis, en expressions correctes, employant les mots techniques, joignant à ces détails les calculs sur les forces motrices, le nombre des dents que chaque roue devait avoir, etc., etc ; enfin, m'assura plus tard le général, je lui fis l'effet d'un être doué d'une science prodigieuse en mécanique.» (*Ibid.*, p. 36).

A petite dose, appliquée sur une surface organique, sur la peau qui entoure l'orbite, sur la conjonctive, sur la plaie d'un vésicatoire, ou introduite dans l'estomac, la belladone produit la dilatation de la pupille. J'ai observé cet effet chez une demoiselle âgée de vingt-quatre ans, sur la poitrine de laquelle on avait appliqué un large emplâtre de ciguë mêlée à 4 grammes d'extrait de belladone. La dilatation qui est produite par l'application de la belladone aux environs de l'œil n'est pas souvent accompagnée de trouble dans la vision (Christison, Ehlers) ; tandis que la vue est ordinairement obscurcie lorsque la belladone, introduite à l'intérieur, a amené cette dilatation. A une dose plus forte, ou lorsque, administrée comme médicament, on a dépassé la dose ordinaire, outre la dilatation des pupilles, la belladone produit des nausées, des vertiges, du délire. Ces symptômes, qui peuvent durer vingt-quatre heures, s'observent aussi par l'effet seul de la susceptibilité individuelle. Dans quelques cas, la belladone cause une demi-paralysie de la vessie.

A dose élevée, la belladone et ses diverses préparations causent l'empoisonnement. Les symptômes ordinaires de cet empoisonnement sont les suivants : nausées, quelquefois suivies de vomissement ; sécheresse de la bouche et de la gorge, soif, déglutition difficile ou même impossible ; anxiété, lipothymie, cardialgie, coliques, besoins faux d'aller à la selle ; pesanteur de tête, céphalalgie, éblouissements, vertiges, pâleur de la face, hébétude, difficulté ou impossibilité de se tenir debout ; yeux rouges, saillants, hagards, pupilles fortement dilatées et immobiles, vision confuse ou même abolition momentanée ou permanente de la vue ; délire le plus souvent gai, avec sourire niais, mais devenant quelquefois furieux ; loquacité, chant, danse, apparence d'ivresse ; hallucinations les plus singulières ; extravagances, exaltation mentale ; manie, folie, terreurs ; gesticulations variées, contorsions extraordinaires, mouvements fréquents des bras et des mains, mouvements convulsifs, tremblement, trismus, raideur tétanique et momentanée de l'épine ou des membres, faiblesse musculaire générale ; voix frêle, enrouée, quelquefois croupale ; sons confus poussés péniblement, aphonie ; stupeur, somnolence, coma, somnambulisme, léthargie ; respiration courte, précipitée ou irrégulière et oppressive, stertoreuse ; pouls fréquent, fort, vif (1) ou rare, faible et irrégulier ; aversion pour les liquides ; chaleur de la peau, éruption scarlatineuse, taches gangréneuses ; incontinence d'urine, dysurie, ischurie ; enfin, syncope ou convulsions, soubresauts des tendons, rire sardonique, tuméfaction et sensibilité du bas-ventre ; pouls petit, filiforme ; froid des extrémités, chûte des forces, prostration, mort.

Ces symptômes n'existent pas au même degré, ni tous à la fois. Ils se succèdent ou alternent entre eux. Les principaux, tels que les nausées, le vertige, le délire, les spasmes, la difficulté ou l'impuissance de la station debout, l'assoupissement, etc., sont variables dans leur invasion. L'assoupissement qui suit quelquefois le délire, se montre dans un assez court intervalle. On a vu le délire reparaître après avoir cessé. Dans l'un des cas décrits par M. Brunwell (*London. med. obs. and inquir.*, t. VI, p. 223), ce symptôme, qui arrive ordinairement assez près de l'invasion, ne parut que trois jours après l'ingestion du poison.

Lorsque le malade résiste à l'action toxique de la belladone, ce qui arrive le

(1) Suivant M. Schroff, l'atropine détermine une accélération du pouls qui va beaucoup au-delà de l'ét t normal, mais après un court ralentissement de celui ci.

plus ordinairement, les accidents, après un, deux ou trois jours, se dissipent peu à peu ; mais la dilatation des pupilles ne cesse que longtemps après les autres symptômes ; quelquefois même divers accidents nerveux, tels que des tremblements, des vertiges, du trouble dans la vision, persistent pendant trois ou quatre semaines. On a quelquefois vu des individus empoisonnés par cette plante rester dans un état d'idiotisme, ou conserver une paralysie, soit complète, soit partielle.

L'atropine est beaucoup plus puissante que l'extrait et les autres préparations de belladone. Brandes rapporte que la seule vapeur de la dissolution d'atropine ou des sels d'atropine occasionne la dilatation de la pupille, un violent mal de tête, des vertiges, des douleurs dans le dos et des nausées. Ayant goûté une petite quantité de sulfate d'atropine, qu'il trouva plutôt salé qu'amer, il éprouva un embarras dans la tête, un tremblement de tous les membres, des alternatives de chaleur et de frisson, une violente tension de la poitrine avec difficulté de respirer, faiblesse du pouls ; le mouvement du cœur n'était presque plus sensible. Les principaux symptômes se calmèrent au bout d'une heure.—Six à huit gouttes d'une solution de 5 centigrammes d'atropine dans 30 gram. d'eau acidulée avec l'acide acétique, instillée dans les yeux d'un homme atteint d'une double cataracte, produisirent, une demi-heure après, et ensuite graduellement, tous les signes de l'empoisonnement. Le délire fut assez intense pour nécessiter l'emploi d'une camisolle de force. Ces accidents ne se dissipèrent que le quatrième jour. La dose si minime d'atropine instillée, et qu'on peut évaluer au plus à 1 milligramme, n'aurait rien causé de semblable par la bouche. Il est reconnu que l'on produit des effets excessivement intenses par l'absorption des poisons mis en contact avec la conjonctive (*Revue de thér. médico-chir.*, 1854, t. II, p. 206).

M. Flourens pense que l'extrait aqueux de belladone, à une dose déterminée, n'agit sur aucune autre partie du cerveau que sur les tubercules quadrijumeaux, et qu'il n'affecte que le sens de la vue, c'est-à-dire les fonctions de ces tubercules. Si la dose est plus forte, l'action s'étend sur les lobes cérébraux : toujours est-il que cette action laisse après elle une effusion sanguine qui en circonscrit les limites et l'étendue.

Les symptômes culminants de l'empoisonnement par la belladone, tels que la petitesse du pouls, l'impuissance de la station debout, la pâleur, l'hébétude du visage, indiquent, suivant Brachet (*Rech. expér. sur les fonct. du syst. nerv. gangl.*), une hyposthénisation de l'organe central de la circulation. « A moins, dit cet auteur, de nier les premiers axiômes de physiologie, il me paraît impossible de sortir de cette interprétation. »

Tout le système artériel tombe dans une sorte d'affaissement par l'action de la belladone. Ainsi que le fait remarquer Rogneta (*Cours d'ophtalmologie*, p. 15), ce sont surtout les organes très-vasculaires qui doivent le plus en ressentir les effets. L'iris, le corps ciliaire, la choroïde, qu'on peut considérer comme un seul plexus artériel et veineux, en éprouvent un relâchement très-marqué. Le tissu élastique de l'iris, n'étant plus soutenu par l'éréthisme artériel, s'affaisse, revient sur lui-même, se rétracte, et la pupille se trouve ainsi dilatée : aussi, dit-on communément que la belladone paralyse l'iris ; ce qui n'est pas exact, car la véritable paralysie de cette cloison n'est pas accompagnée de la dilatation de la pupille ; alors, au contraire, l'iris est relâché et vascillant comme tout autre tissu paralysé. L'injection bleue de la conjonctive, le gonflement de l'œil et de la face sont dus à l'état d'atonie générale des vaisseaux, à une stase veineuse analogue à celle qui se rencontre dans le scorbut. Les symptômes cérébraux, hallucinations, vertiges, délire, etc., s'expliquent aussi par le même fait ; ils sont la traduction de la dépression vitale de l'arbre vasculaire de l'encéphale.

Giacomini (*loc. cit.*, p. 398) pense que la sécheresse de la bouche, symptôme le plus constant après la dilatation de la pupille, est due seulement à l'augmentation de l'absorption dans la membrane muqueuse qui revêt le tube digestif.

« Les cadavres des individus qui ont péri empoisonnés, dit l'auteur que nous venons de citer, offrent une teinte bleue-noirâtre, et leurs tissus passent promptement à la putréfaction. Bien que quelques personnes aient cru y voir des traces de phlegmasie, il est facile de reconnaître que ce qu'ils ont appelé de ce nom consiste seulement en engorgements de sang veineux. Les intestins sont distendus par des gaz et ne présentent ni inflammation ni autre lésion organique. » Dans un cas de nécroscopie rapporté par Faber (de *Strychnomaniâ* , obs. 2) on a seulement noté que le ventre était tendu, gonflé, que l'estomac était parsemé de tâches gangréneuses. Un autre cas, fourni par Gmelin (*Geschichte der Pflanzengisten* , p. 538) est celui d'un berger qui mourut dans le coma, douze heures après avoir mangé des baies de belladone. Sur le cadavre, qui avait un commencement de putréfaction, on trouva les vaisseaux de la tête gorgés : le sang était tout fluide, il s'en écoulait avec abondance de la bouche, du nez et des yeux.

Voici le traitement de l'empoisonnement par la belladone :

Lorsqu'on a lieu de croire que le poison est encore dans l'estomac, on doit solliciter le vomissement par la titillation du fond de la gorge avec une plume, ou en faisant avaler une grande quantité d'eau tiède. Il faut bien se garder de donner l'émétique quand il n'y a pas chance d'évacuer le poison. Baldinger a vu un individu, déjà en voie de rétablissement d'un empoisonnement, mourir en un instant après avoir pris 70 centig. de tartre stibié. C'était ajouter un effet hyposthénisant à celui de la belladone, qui est elle-même un puissant hyposthénisant. Il est à remarquer d'ailleurs que dans ce cas l'estomac est souvent réfractaire à des doses très-fortes d'émétique. Il ne faut point oublier que l'absorption du principe actif de la belladone se fait peu de temps après l'ingestion de cette plante, et que ces effets délétères sur l'organisme se font sentir immédiatement. Il faut donc combattre ces effets par les stimulants, tels que l'éther, l'ammoniaque, l'opium, l'infusion chaude et concentrée de café, les dérivatifs aux extrémités inférieures, etc. Comme, en général, les accidents diminuent lorsque la constipation cesse, on doit prescrire l'emploi réitéré des lavements purgatifs : ils agissent à la fois comme évacuants et comme révulsifs. Chez les personnes pléthoriques, menacées d'une congestion sanguine de la tête, la saignée générale ou locale est quelquefois nécessaire. C'est un symptôme qu'il faut combattre, sans perdre de vue les effets généraux et ultérieurs du poison. Les affusions froides sur la tête calment toujours l'agitation et le délire furieux. Je les ai employées avec avantage jointes à l'administration de 3 cent. d'extrait gommeux d'opium d'heure en heure chez une demoiselle qui avait pris par erreur une tasse d'infusion de feuilles de belladone au lieu de celles d'oranger, et qui éprouvait des symptômes analogues à ceux du *delirium tremens.*

La belladone n'a été employée comme médicament que vers la fin du dix-septième siècle. Nous épargnerons au lecteur l'histoire de l'emploi des diverses préparations de cette plante en thérapeutique, où elle occupe aujourd'hui une place si distinguée. Ces détails se trouvent dans tous les livres de matière médicale; nous nous tiendrons dans les limites de ce qui est essentiellement pratique. Notre tache sera encore assez étendue.

La belladone, considérée sous le rapport thérapeutique, est calmante et stupéfiante d'une manière toute spéciale. Elle n'est point somnifère comme l'opium, et si elle rend le sommeil, c'est en calmant les douleurs ou en dissipant les symptômes qui l'empêchent. C'est donc à tort que la plupart des auteurs l'ont rangée parmi les narcotiques. Comme l'opium, elle combat le symptôme *douleur* avec efficacité, mais avec cette différence qu'elle est plus

utile pour les douleurs externes, et que l'opium calme plus particulièrement les douleurs internes.

On l'emploie dans les *névralgies*, les *névroses*, la *coqueluche*, les *toux
nerveuses et convulsives*, l'*asthme*, les *affections spasmodiques*, l'*épilepsie*,
l'*hystérie*, la *chorée*, le *tétanos*, les *coliques hépatiques et néphrétiques*, contre certaines *inflammations aiguës et chroniques*, la *dyssenterie*, le *ténesme*,
le *rhumatisme*, les *tumeurs blanches articulaires*, les *douleurs aiguës des
fissures*, les *contractions spasmodiques*, les *irritations de l'anus*, les *spasmes*
de divers organes tels que l'anus, l'urètre, l'utérus, l'anneau inguinal, etc. ;
pour dilater la pupille et rendre plus facile l'opération de la cataracte, ex-
plorer le cristallin ; pour combattre l'*iritis*, la *rétinite*, la *sclérotite*, quelques *ophtalmies*, etc., etc.

NÉVRALGIES, DOULEURS. — La belladone est le remède par excellence
des névralgies. Tous les praticiens ont eu à se louer de son emploi dans
ces affections. Baldinger (*Bibliot. germ.*, t. v, p. 45), Marc (*Dict. des sc.
méd.*, t. III, p. 75), Herber (*Journ. de Hufeland*, juin 1813), Tod (*Tran-
sac. of the surgeons apothec.*, t. 1er), ont guéri par l'usage interne ou externe des préparations de belladone, des *névralgies faciales*, des *tics douloureux*, des *sciatiques*, etc. — On lit dans la *Revue médicale*, t. II, p. 284,
un cas de tic douloureux guéri en cinq jours au moyen de la teinture de belladone, donnée à la dose de 20 gouttes, répétée trois fois par jour. — Leclerc,
médecin à Senlis (*Annuaire médico-chirur.*, t. III, p. 254), rapporte le cas
d'une névralgie frontale périodique à type quotidien, dont on obtint la guérison en trois jours au moyen de lotions sur la tempe et la base de l'orbite
avec un linge trempé dans une solution d'un gros d'extrait de belladone
dans une once d'eau distillée de laitue. Un saignée avait été sans résultat, et
le sulfate de quinine, à la dose de 75 cent. à 1 gr. par jour, avait échoué. La
guérison ne s'est pas démentie, mais la malade a eu l'œil droit très-affaibli
pendant huit à neuf jours. — Le docteur Verbist (*Bibliothèque méd. nationale
et étrang.*, t. v, p. 211) a dissipé très-promptement des névralgies faciales
très-intenses et très-rebelles à l'aide de frictions pratiquées plusieurs fois
par jour sur la partie douloureuse, avec une solution de 4 gr. d'extrait de
belladone dans 30 gr. d'eau distillée. — Deleau (*Mémoire présenté à l'Acad.
des scienc.*, 1833) a fourni de nouvelles preuves de l'efficacité de la belladone dans le traitement des névralgies faciales. La racine lui a paru plus
efficace que les autres parties de la plante. Il la réduit en pulpe par l'ébulli-
tion, et en prépare des cataplasmes qu'il tient appliqués jour et nuit sur la
partie malade jusqu'à la cessation des douleurs. Il survient quelquefois,
pendant la nuit, des rêves inaccoutumés et un peu de trouble dans les idées ;
mais ces accidents ne sont pas à craindre et annoncent même l'action utile du
médicament sur l'organisme. Les observations du docteur Deleau sont d'autant plus concluantes qu'elles ont été répétées pendant sept ans, et que les
applications locales dont il s'agit n'ont été secondées par aucun médicament
interne.

J'ai dissipé, comme par enchantement, des douleurs névralgiques au
moyen de cataplasmes de racine de belladone écrasée et appliquée fraîche
sur le siége de la douleur.

Bailey (*Observ. relat. to the use of belladona in painful desorders of the
head and face*, Lond., 1818) rapporte un assez grand nombre de cas de névralgies faciales guéries d'une manière rapide à l'aide de la belladone prise à
l'intérieur, sous forme de teinture ou d'extrait, à une dose assez élevée Toutefois, le praticien anglais avoue que cette médication ne lui a pas toujours
réussi, et il fait remarquer qu'elle est contre-indiquée lorsqu'il existe de la
fièvre ou une inflammation autour de la base d'une dent cariée.

MM. Trousseau et Pidoux administrent la belladone à l'intérieur de la manière suivante : —Ils font préparer des pilules de 1 centig. d'extrait, et ils en ordonnent une toutes les heures, jusqu'à ce qu'il se manifeste des vertiges. « Ordinairement, disent ces médecins, les douleurs sont déjà diminuées ; il convient alors d'éloigner les doses, car on verrait bientôt se manifester du délire, qui, pour n'avoir rien de grave, n'en doit pas moins être évité, à moins que la douleur ne puisse être calmée autrement. Nous continuons ainsi pendant plusieurs jours, jusqu'à ce que le malade n'éprouve plus aucun accident névralgique. C'est surtout dans les névralgies de la face que nous avons fait usage de ce moyen. Il ne nous a pas, à beaucoup près, aussi bien réussi dans la sciatique. Nous devons dire que, même pour les névralgies de la face, la belladone seule n'a pas toujours suffi à la complète curation, et qu'il a été quelquefois nécessaire, pour prévenir le retour de la maladie, de donner de fortes doses de quinquina ou de préparations martiales. Toutefois, dans les névralgies fugaces, il est inutile d'avoir recours à ces derniers moyens. » (*Ouv. cit.*, 5ᵐᵉ édit., t. ii, p. 59-60).

Suivant les auteurs que nous venons de citer, l'application de la belladone sur la peau revêtue de son épiderme, jouit d'une efficacité incontestable lorsque le nerf malade est situé superficiellement. « Nous avons vu, disent-ils, plusieurs névralgies sus-orbitaires guéries dans l'espace d'une demi-heure, par l'application de l'extrait de belladone sur l'arcade sourcilière ; et quand la maladie était périodique, chaque accès était facilement prévenu en usant préalablement du même moyen. Que si, malgré l'absence de la douleur, le malade éprouvait néanmoins le malaise qui ordinairement accompagne le paroxysme, le quinquina terminait tout. Le même moyen réussit assez bien encore pour calmer les névralgies temporales ; mais il échoue souvent quand le mal occupe le nerf maxillaire inférieur ou le sous-orbitaire, ce qui tient sans doute à la plus grande profondeur où ces nerfs se trouvent placés. Jamais, par ce moyen, nous n'avons pu calmer de douleurs sciatiques. » (*Id.*, page 60.)

Voici le mode d'application auquel ces thérapeutistes ont recours : on fait ; au point où la douleur se fait le plus sentir, des frictions, chaque heure et pendant dix minutes, jusqu'à ce que les douleurs s'appaisent, avec 50 centig. à 2 gr. d'extrait de belladone, en consistance demi-liquide (en y ajoutant quelques gouttes d'eau). Après la disparition des paroxysmes, on laisse un intervalle de quatre, cinq, et même douze heures entre chaque friction. Des compresses imbibées de teinture de belladone seraient aussi efficaces. D'après MM. Trousseau et Pidoux, ces frictions suffisent, le plus souvent, lorsque la névralgie occupe le rameau sus-orbitaire, et même les rameaux temporaux superficiels ; mais si elle occupe le tronc sous-orbitaires et les branches du maxillaire inférieur, il faut recourir aux frictions sur les gencives et la face interne des joues, en recommandant au malade de ne point avaler l'extrait.

Quand la névralgie occupe le cuir chevelu, on fait raser la tête en totalité ou en partie pour appliquer l'extrait de belladone. Si le malade ne veut pas faire le sacrifice de ses cheveux, on imbibe ces derniers d'une décoction de 30 gr. de feuilles, de tiges ou de racine de belladone pour 1 kil. d'eau ; on recouvre la partie d'une compresse très-épaisse imbibée de la même manière, et l'on enveloppe la tête d'un bonnet de toile cirée. MM. Trousseau et Pidoux ont vu des névralgies qui duraient depuis longtemps céder à l'emploi de ce moyen.

Dans l'otalgie, on emploie les injections de décoction de belladone. On calme rapidement les douleurs de dents, en plaçant dans la dent cariée 2 centig. et demi d'extrait de belladone, ou en tenant dans la bouche de la décoction des feuilles de cette plante.

Quand la névralgie est profonde, comme dans la sciatique, MM. Trousseau et Pidoux ont retiré de bons effets de l'extrait de belladone en application sur le derme dénudé, à une dose qui ne doit jamais dépasser 30 centig.

Plusieurs sciatiques récentes ont cédé en peu de jours à l'emploi de ce moyen. Si cette affection a plusieurs mois de durée, elle ne se dissipe pas entièrement, et alors ces médecins introduisent dans une incision pratiquée entre le grand trochanter et l'ischion, et qui pénètre jusqu'au tissu cellulaire graisseux, des boulettes contenant 5 à 25 centig. de poudre de belladone, à laquelle ils ajoutent une certaine quantité d'extrait d'opium. Cette médication, la plus constamment utile, réunit les avantages du cautère et ceux des applications stupéfiantes.

L'application de l'extrait de belladone sur le derme dénudé cause de très-vives douleurs. Pour y obvier, MM. Trousseau et Pidoux enduisent un morceau de toile fine qu'ils appliquent du côté où ils n'ont pas mis l'extrait. Ils recouvrent le tout d'un morceau de sparadrap agglutinatif. L'extrait se dissout peu à peu et ne cause aucune douleur.

Sandras (*Traité prat. des malad. nerv.*, t. II, p. 343, 354), regarde la belladone comme un remède antinévralgique incomparable, héroïque et qui a quelque chose de merveilleux, surtout dans les névralgies sus et sous-maxillaires, dans celles qui occupent la cinquième paire ou les branches du plexus cervical. « Si, dit-il, on a fait prendre au malade 25 milligr. en une pilule, et au besoin si on en double la dose au bout d'un quart d'heure, ou si on en donne d'un seul coup 5 centigr. à un sujet dont la sensibilité est bien connue, toutes les muqueuses de la bouche, de la langue, des fosses nasales se séchent, la vue se trouble et subit des désordres très-variables ; une sensation particulière se fait sentir dans tout l'organisme, et notamment dans la tête et à l'épigastre ; quelques gargouillements peuvent avoir lieu avec un peu de colique ; mais en même temps la névralgie s'amende ou disparaît complètement, et le malade éprouve tout le bien-être qui remplace cette douloureuse affection évanouie. Dans ce cas, je ne connais pas de remède comparable à la belladone ainsi administrée. Employée en emplâtre elle m'a semblé beaucoup moins efficace et quelquefois irritante. Elle a la même infidélité et la même inefficacité quand on l'applique sous forme de pommade en frictions. » Cette dernière assertion est réfutée par l'expérience ; de nombreux faits ont prouvé l'efficacité de la belladone appliquée sur les parties affectées de névralgie.

Dans toutes les névralgies, hors la sciatique, M. Debreyne (*Thér. appl.*, p. 29) a obtenu les résultats les plus avantageux de frictions sur la partie malade, matin, midi et soir, pendant six minutes, avec gros comme une noisette de la pommade suivante : extrait de belladone et axonge, de chaque 12 gr. ; opium, 2 gr. ; aromatisez avec un peu d'huile volatile de thym. Si la vue se trouble d'une manière notable, on suspend momentanément l'usage des frictions.

Dans la névralgie du plexus cœliaque, le professeur Lippich a obtenu des succès rapides et complets de la préparation suivante, qu'on étend sur le derme préalablement dénudé à l'aide d'un vésicatoire : mucilage de gomme arab., 15 gr. ; extrait de belladone, 40 centigram. ; m. s. a. ; faites dissoudre.— Brookes (Bouchardat, *Annuaire*, 1849, p. 48) cite le cas d'une névralgie faciale guérie en deux jours au moyen de frictions pratiquées trois fois par jour, avec gros comme un pois de la pommade suivante : atropine 0,25, axonge 12,00, essence de rose 1 goutte.— Stuart Cooper (Bouchardat) a guéri, d'une manière rapide, une névralgie splénique, suite de la fièvre intermittente, et qui avait résisté à l'emploi du sulfate de quinine, au moyen de l'atropine, appliquée à la dose de 1 centig. sur le derme dénudé, à l'aide d'un vésicatoire. Il faut dire, toutefois, qu'à cette dose le médicament a causé un délire assez intense, qui a duré de quinze à dix-huit heures. Il faut toujours commencer par une dose très-légère.

L'observation suivante, recueillie dans ma pratique, m'a paru mériter d'être rapportée :

Madame la marquise de B***, de Soissons, âgée de 63 ans, d'un tempérament lymphatique, était à Boulogne pour prendre les bains de mer dans l'été de 1846, lorsqu'elle me fit appeler. Cette dame, atteinte d'une arthrite chronique, était en même temps en proie, depuis plus de deux ans, à des attaques très-fréquentes de strangurie spasmodique, attribuée, par les médecins qu'elle avait consultés à Paris, à l'existence d'une cystalgie essentielle ayant son siége au col de la vessie. Une extrême irritabilité du tube intestinal et des douleurs arthritiques vagues alternaient avec les accès de cystalgie, ou les accompagnaient avec plus ou moins d'intensité. Les antispasmodiques, les bains généraux et locaux, un régime antiphlogistique, avaient été employés en vain. Les douleurs vésicales, avec émission goutte à goutte et fréquemment répétée des urines, persistaient et épuisaient les forces de la malade, lorsque je prescrivis l'introduction matin et soir dans le rectum d'un suppositoire de beurre de cacao, au centre duquel je faisais mettre 5 centig. d'extrait de belladone. L'effet en fut si prononcé, dès le premier jour, que je fus obligé, à cause de l'action générale de ce médicament, d'en réduire la dose à 3 centigram. Bientôt les douleurs et le spasme diminuèrent graduellement, la malade put goûter quelques heures de sommeil non interrompu par l'émission des urines. Ce moyen si simple, continué depuis un an, avec augmentation très-graduelle des doses d'extrait de belladone, a toujours produit le même soulagement toutes les fois qu'il y a eu apparence de récidive du spasme ou de la douleur (1).

J'ai appaisé comme par enchantement des migraines très-intenses en mettant dans l'oreille du coton imbibé de teinture de belladone et en frictionnant à diverses reprises la partie douloureuse avec cette même teinture. On peut aussi dans ce cas appliquer l'extrait de cette plante. M. Piorri arrête presque immédiatement cette espèce de migraine qu'il attribue à une névrose de l'iris (iralgie), en frictionnant les paupières avec l'extrait de belladone étendu d'une suffisante quantité d'eau pour lui donner une consistance sirupeuse.

Il est des douleurs de nature autre que celles dont nous venons de parler et qu'il est important de calmer, par exemple celles qui accompagnent les *fissures à l'anus*, les *crevasses hémorrhoïdales*, les *hémorrhoïdes douloureuses* elles-mêmes, l'*arthrite*, la *goutte*, le *rhumatisme*, les *abcès superficiels;* les *cancers ulcérés*, certaines affections cutanées, l'*orchite*, etc. Des cataplasmes faits avec la décoction (30 gr. pour 1 kil. d'eau) de belladone et de la farine de graine de lin, apportent dans ces circonstances un soulagement qui seul suffit souvent pour dissiper les accidents résultant de l'intensité des douleurs. J'ai souvent traité l'orchite blennorrhagique par ces seules applications ou par celles de la jusquiame, avec un succès que je n'avais pu obtenir par d'autres moyens.

RHUMATISME, GOUTTE. — Plusieurs praticiens ont constaté l'utilité de la belladone dans le traitement du rhumatisme. Münch a fait connaître, en 1789, les bons effets de cette plante dans les affections rhumatismales.— Ziégler, au rapport de Murray (*App. méd.*, t. I, p. 649), en aurait aussi obtenu des résultats heureux dans les mêmes cas.—Blackett rapporte qu'un rhumatisme aigu de la plus grande violence, après avoir résisté à la saignée, aux purgatifs, aux sudorifiques, etc., fut guéri en peu de jours par des bains dans lesquels on faisait dissoudre 30 gr. d'extrait de belladone.—Chevalier (*The London. méd. and physic. Jour.*, nov. 1826) a obtenu d'excellents effets dans les rhumatismes aigus partiels, de frictions faites sur le point douloureux avec une pommade composée d'extrait de belladone (1/8e à 1/4) et d'axonge, et de quelques gouttes d'huile de lavande.

(1) Le suppositoire est introduit assez profondément pour rester en place et fondre peu à peu.

Quelques praticiens combattent le rhumatisme articulaire aigu au moyen de l'extrait de belladone, à la dose de 1 cent. et 1/4 (un quart de grain) chaque heure. Le délire apparaît ordinairement le second jour de cette médication. Quelle que soit l'intensité des accidents cérébraux, on continue l'usage du remède jusqu'à la cessation complète de la douleur et de la tuméfaction. M. le docteur Lebreton, qui a eu de fréquentes occasions de recourir à cette médication, affirme qu'elle guérit en huit jours les rhumatismes aigus, et que jamais il n'a vu les désordres cérébraux avoir aucune suite fâcheuse. (MM. Trousseau et Pidoux, *ouv. cit.*, t. II, p. 63.)

MM. Trousseau et Pidoux (*ibid.*), qui ont obtenu de bons effets de cette médication, administraient en même temps des purgatifs journaliers, afin de prévenir la constipation.

La belladone n'a jamais été proposée pour le traitement de la goutte proprement dite, où, comme tous les stupéfiants, elle pourrait causer de graves accidents. *Dolor in hoc morbo est amarissimum naturæ pharmacum : qui quo vehementior est eo citius præter labitur paroxysmus* (Sydenham.)

NÉVROSES.—L'action puissante de la belladone sur le système nerveux, dont elle émousse pour ainsi dire la sensibilité, explique les bons effets qu'on en obtient dans les névroses.

ÉPILEPSIE.—Müench (*Dissert. inaug., etc., circa usum belladonæ in melancoliâ, maniâ et epilepsiâ, Gott.* 1783) dit avoir guéri avec cette plante plusieurs sujets affectés d'épilepsie.— Stoll (*Méd. prat.*, t. III, p. 359) administrait ce remède avec la plus grande hardiesse et parvenait à diminuer beaucoup la fréquence et l'intensité des accès. Il prescrivait l'extrait de la racine fraîche d'abord à une faible dose, qu'il augmentait progressivement jusqu'à celle de 1 gram. divisé en cinq prises dans les vingt-quatre heures.—Evers (*Hannov. Magaz.*, 1783, n° 99), Theden (*Neue Bermerk und Erfahr.*, vol. II, p. 212) et Greding (Murray, *ouv. cit.*, t. I, p. 646) ont guéri l'épilepsie ou diminué la violence des attaques au moyen de la belladone.—Allemand (*Ann. clin. de Montpellier*, t. XIV, p. 47) a guéri en dix jours, au moyen de cette plante, un cas d'épilepsie qui s'aggravait de jour en jour. Le même médicament, administré par ce praticien à deux autres épileptiques, diminua seulement la fréquence et la durée des accès.—Les docteurs Leuret et Ricard (*Gaz méd.*, 1838) ont publié vingt-deux observations qui confirment l'efficacité de la belladone dans l'épilepsie. La plupart des malades soumis à l'usage de ce médicament ont éprouvé une amélioration évidente. Cette amélioration s'est manifestée principalement dans les premiers jours du traitement, et a persisté pendant un temps variable et d'autant plus long que les effets physiologiques du médicament ont été moins marqués. — Le suc dépuré de belladone, en pilules, a produit entre les mains de M. le docteur Guyault, de Marseille (*Bull. de l'Acad. royale de Méd.*, t. II, p. 765), les résultats suivants : Chez douze individus affectés d'épilepsie à un haut degré, les accès cessèrent dès le troisième jour de son administration chez tous les malades, pour reparaître vingt jours plus tard, nonobstant la continuation du remède, qui était administré à la dose de 1 gram. à 1 gram. 25 cent., suivant l'âge, dose à laquelle il produisit divers symptômes nerveux qui en firent suspendre l'usage.— Le docteur Séguy (*Revue méd.*, avril 1839) a guéri, en trois mois, à l'aide de la belladone, un cultivateur âgé de trente-et-un ans, épileptique depuis seize ans, et dont les attaques se renouvelaient au moins deux fois par mois. Le malade prenait chaque jour, deux heures avant le repas, deux pilules contenant chacune 5 centigr. d'extrait de belladone. M. Séguy dit avoir obtenu le même succès dans un autre cas d'épilepsie dont les accès se répétaient jusqu'à dix fois dans les vingt-quatre heures. La maladie datait de vingt ans,

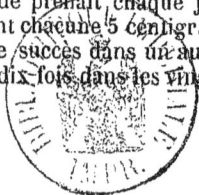

2

et les nombreux remèdes qu'on lui avait opposés n'avaient eu d'autre effet
que de diminuer la fréquence des attaques en augmentant leur intensité —
M. Bretonneau (MM. Trousseau et Pidoux, *ouv. cit.*, t. II, p. 64) est parvenu
à diminuer la maladie, et dans quelques cas à la guérir entièrement. Il emploie la racine en poudre, et l'extrait de la plante. Les premiers jours il ne
dépasse pas la dose de 1 centigr. par jour, et le remède est donné le soir si
les accès reviennent surtout la nuit, et le matin, s'ils se montrent durant le
jour. La dose de la poudre est portée seulement jusqu'à 5 et rarement jusqu'à
10 centigr., et l'on y reste pendant deux ou trois mois. Le remède est alors
interrompu pendant une semaine, repris ensuite durant trois semaines, interrompu de nouveau pendant quinze jours, repris encore deux semaines de suite,
puis laissé pendant trois semaines, en ayant soin d'y revenir aux époques
présumées du retour des accès, et de donner alors les doses les plus élevées.
On continue ainsi avec persévérance pendant au moins trois ou quatre ans.

M. Debreyne (*Thérap. appl.*, p. 11), qui regarde la belladone comme la plus
précieuse de toutes les plantes indigènes de France, est le médecin qui, de
nos jours, a obtenu les résultats les plus nombreux et les plus certains de
l'usage de cette plante dans les névroses, et notamment dans l'épilepsie. Il a
administré ce médicament à plus de deux cents épileptiques, et pas une seule
fois sans en obtenir quelque effet avantageux. Des malades qui avaient des
accès tous les jours, ont fini par ne plus en avoir qu'à de longs intervalles ;
d'autres, qui en avaient moins fréquemment, ont obtenu une amélioration
notable ; enfin, plusieurs ont été guéris complètement. Suivant ce praticien,
les effets du médicament sont surtout marqués chez les épileptiques dont les
accès sont très-fréquents et même journaliers. Il faut en continuer longtemps
l'administration. Un épileptique, âgé de quarante-huit ans, a pris pendant
vingt mois 20 centigram. d'extrait de belladone par jour, sans que les accès
fussent suspendus, mais ils étaient moins longs ; on continua le traitement,
et à la fin ces accès s'éloignèrent et disparurent complètement. M. Debreyne
ne prescrit, en général, la belladone que contre les épilepsies qui lui paraissent essentielles, c'est-à-dire indépendantes de toute cause organique ou
matérielle appréciable. Au reste, il est loin de considérer ce médicament
comme un spécifique de l'épilepsie ; il avoue que dans bien des cas il n'a pu
obtenir d'autre résultat de son emploi qu'une diminution sensible dans la fréquence et l'intensité des accès. M. Debreyne administre les pilules suivantes :
Extrait de belladone, préparé par simple décoction aqueuse, 8 grammes ;
poudre de gomme arabique, 2 gram.; poudre inerte. q. s. : Doses : une
pilule le premier jour, deux le second et trois le troisième, matin, midi et
soir, et une ou deux avant le repas. On continue ainsi si l'on n'éprouve
pas un trouble notable dans la vue. Si ce trouble se manifeste, on diminue
la dose, on on cesse tout-à-fait pendant quelques jours. Si l'on n'observe
aucune altération dans la vue, ni autres effets fâcheux, on peut porter
la dose à quatre ou cinq pilules, ce qui fait environ 30 centigrammes
d'extrait par jour.

MM. Blache et Trousseau (*Revue de Thérap. méd.-chirurg.*, 1856, p. 123)
ont adopté le mode d'administration suivant de la belladone contre l'épilepsie : Extrait de belladone, poudre de belladone, de chaque 1 centigr. pour
une pilule. Le premier mois, le malade prend une pilule ainsi composée, le
soir en se couchant. Le deuxième mois, deux pilules au lieu d'une ; le troisième mois, trois pilules ; le quatrième, quatre, toujours à la fois, quel qu'en
soit le nombre. Si la dose du médicament paraît trop élevée, trouble la vision,
produit un sentiment d'âcreté à la gorge, on rétrograde et on n'augmente la
dose que tous les deux mois. On arrive ainsi au bout de l'année au chiffre de
sept ou huit pilules chaque soir, et on apprécie alors l'influence de la médication. Lorsqu'après un an de traitement vous constatez une diminution
dans la force et le nombre des attaques, une modification heureuse dans leur

forme, vous insistez sur l'emploi de la belladone pendant deux, trois ou quatre ans de suite, en augmentant tous les deux ou trois mois la quantité du médicament d'un centigramme, jusqu'à dose intolérable. Quand on a obtenu la cessation entière des attaques, on suspend la médication et on la reprend pendant quinze jours ; puis on laisse deux mois de repos, suivis de deux mois de traitement ; et ainsi de suite, en augmentant progressivement ces intervalles, mais sans jamais abandonner l'usage de la belladone d'une manière absolue. Sur cent cinquante malades traités de cette manière, M. Trousseau en a guéri vingt.

Bouchardat (*Ann. de Thér.*, 1849, p. 40) cite un cas d'épilepsie, datant de quelques mois, dont les attaques ont été suspendues tant que le malade a été sous l'influence de l'atropine, qu'il regarde comme le modificateur le plus puissant et le moins incertain de tous ceux qui ont été opposés à l'épilepsie. — Le docteur Lusana (*Gaz. méd. de Lombardie*, — Wahu, *Ann. de méd. et de chir. prat.*, 1852, p. 91) s'exprime en ces termes sur l'emploi de l'atropine dans l'épilepsie : « J'ai eu deux fois occasion de traiter par l'atropine la véritable épilepsie centrique ; dans un cas, elle datait de l'enfance, et le sujet avait plus de cinquante ans ; dans un autre, elle datait de quatorze ans. Or, ces deux cas sont ceux qui m'ont fourni les résultats les plus remarquables. Dans l'un d'eux, six mois se sont écoulés sans qu'il soit survenu un accès ; dans l'autre, trois mois et demi après le commencement du traitement il n'y avait pas eu encore de rechûte.

« Si l'atropine a eu des succès dans l'épilepsie centrique, cérébrale ou idiopathique, elle a, au contraire, échoué dans l'épilepsie excentrique, réfléchie ou symptomatique, celle qui résulte d'une maladie qui a son siége dans un organe intérieur autre que le cerveau. »

Le docteur Lusana administre l'atropine en dissolution dans l'alcool, l'acide acétique ou quelque autre acide affaibli, à la dose de 1/30 de grain, en augmentant progressivement jusqu'à celle de 1/4 de grain toutes les quatre heures.

On peut conclure de tous les faits que nous venons de rapporter, que la belladone diminue souvent la fréquence et l'intensité des attaques d'épilepsie, et que dans quelques cas, lorsqu'elle est essentielle, elle la guérit complètement. Il est des sujets chez lesquels elle est évidemment nulle ou nuisible : « Nous avons vu, dit M. Debreyne, sous l'influence de cette solanée, toute héroïque qu'elle est, les accès augmenter chez une femme qui était épileptique depuis près de vingt ans. Il a fallu absolument y renoncer. »

Suivant Hufeland (*Man. de méd. prat.*, 2e édit., p. 218), l'usage à trop forte dose ou trop longtemps prolongé de la belladone, pourrait, dans certains cas, transformer l'épilepsie en imbécillité.

M. Michea (*Acad. de Méd.*, séance du 22 janvier 1856) a fait une heureuse application des principes actifs de la valériane et de la belladone (valérianate d'atropine) au traitement des maladies convulsives, et principalement de l'épilepsie. (Voyez l'art. VALÉRIANE.)

CONVULSIONS. — Bergius (*Mat. méd.*, t. I, p. 131), Stoll (*Méd. prat.*, t. III, p. 358), Allemand (*Ann. clin. de Montpellier*, t. XIV, p. 47), ont traité avec succès, à l'aide de la belladone, des affections convulsives violentes et qui avaient résisté à tous les autres antispasmodiques. Le professeur Chaussier combattait les convulsions qui arrivent pendant l'accouchement par des onctions de pommade de belladone sur le col utérin.

L'expérimentation clinique prouve chaque jour ce fait depuis longtemps reconnu par M. Debreyne, que la belladone est le spécifique du phénomène convulsion, et qu'elle est l'antispasmodique par excellence.—M. Trousseau (*Journ. des Conn. médico-chir.*, 15 mars 1852) prescrit la poudre des feuilles à la dose de 1, 2 et 3 centigram. dans les vingt-quatre heures chez les enfants atteints de convulsions ; il donne en même temps le sirop d'éther à celle de 15 à 20 grammes ; il fait aussi frictionner les gencives avec une solution légère d'extrait de belladone quand la dentition est la cause des convulsions. Tout en combattant le phénomène convulsion, on doit s'occuper des causes. Aux convulsions vermineuses on oppose les anthelmintiques, à celles qui tiennent à une constipation opiniâtre, à une surcharge gastrique, l'adminis‑ tration des lavements, des purgatifs, etc. « Nous avons eu à nous louer, disent MM. Trousseau et Pidoux, de la belladone dans le traitement des maladies convulsives, mais surtout dans celui de l'éclampsie des enfants et des femmes en couches ; nous ne comptons guère sur ce moyen au début des convulsions ; mais lorsqu'elles se renouvellent plusieurs fois par jour et plusieurs jours de suite, la belladone, administrée à faible dose, amène quelquefois des résultats inespérés. C'est surtout dans les convulsions épileptiformes *unilatérales* ou *partielles*, que nous avons eu à nous louer de l'administration de la belladone, bien entendu lorsque ces convulsions n'étaient pas symptomatiques d'une grave lésion organique. » (*Ouv. cit.*, t. II, p. 65).

TÉTANOS.— Suivant M. Debreyne (*ouv. cit.*, p. 91) la belladone doit être considérée comme le meilleur remède à opposer aux affections tétaniques.— Vial (*Bull. de thér.*, mars 1843) cite trois cas de guérison par ce médicament. Ce médecin prescrit la poudre fraîche à la dose de 10 à 20 centigr., suivant l'effet du remède et l'âge du malade ; il conseille en même temps les fomentations ou les frictions avec une solution belladonée.— Le docteur Besse (*Bouchardat, ann.* 1849, p. 44) a vu un cas de tétanos traumatique, rebelle à l'opium et au musc, céder rapidement aux frictions faites sur les muscles contractés avec la teinture de belladone à la dose de 100 gram. par jour.— M. Sandras a guéri en trente jours, au moyen de l'extrait de belladone donné à la dose de 2 à 15 cent. par jour, concurremment avec les bains de vapeurs (deux par jour), un jeune homme de dix-neuf ans, qui, après avoir eu le pied écrasé par une roue de voiture, présenta tous les symptômes du trismus à un haut degré.

Madame Debette, de Calais, âgée de trente-trois ans, d'une grande taille, d'une constitution grêle, d'un tempérament nervoso - sanguin, enceinte de cinq mois, fut prise au mois d'août 1811 d'un resserrement spasmodique des mâchoires, qui, d'abord peu prononcé, augmenta dans l'espace de cinq à six jours au point de tenir la bouche constamment fermée. Le contact sur les lèvres et les gencives de boissons, ayant une saveur quelconque, et surtout acide, augmentait le spasme et la constriction jusqu'à faire saigner les gencives. Il y avait absence complète de douleur. Une saignée de 7 à 800 grammes fut pratiquée et n'amena aucun soulagement. Je prescrivis des demi-lavements avec l'extrait gommeux d'opium, un liniment camphré et opiacé, sans obtenir plus de succès. La malade était dans le même état depuis six jours, quand il me vint à l'idée d'employer des onctions de pommade de belladone sur les mâchoires. Cette pommade, dans la proportion de 4 gram. d'extrait sur 30 gram. d'axonge, était appliquée à la dose de 4 gr. toutes les trois heures. Dès le second jour de l'emploi de ce moyen, la malade commença à desserrer les dents ; sa bouche s'ouvrit peu à peu, et au bout de six à huit jours la guérison de ce trismus était complète. Il est à remarquer que pendant plus de quinze jours, une tension spasmodique était toujours provoquée par la présence des boissons acides dans la bouche.

L'emploi de la belladone dans le tétanos n'est pas toujours couronné de succès. Je n'en ai obtenu aucun résultat chez une jeune fille atteinte de cette maladie, à la suite de l'application du caustique de Vienne sur une tumeur cancéreuse du sein, et chez laquelle, il est vrai, l'opium à grande dose, le chloroforme, etc., ont aussi été sans effet.

Rage.—Mayerne (*Prax. med. syntagma de morb. extern.*) préconisa, au commencement du xvie siècle, l'emploi de la belladone contre la rage.— Théodore Turquet, dans un ouvrage publié en 1696, avait annoncé la décoction de baies de belladone comme un spécifique contre l'hydrophobie. — Schmidt, ministre protestant, publia ce remède dans le *Journ. de Hanôvre* en 1763 —Les deux Müenck *(De belladon. efficaci in rabie, etc.*,Gotting.,1781) publièrent plusieurs cas de guérison. Ils faisaient préalablement saigner les malades jusqu'à la syncope, et administraient ensuite l'extrait de belladone à la dose de 5 à 70 centig. tous les deux jours. — Buchols, Jahn, Hufeland, Sauter, Schaller, Locher-Balber, Rau, Neimecke, ont aussi rapporté des faits à l'appui de la vertu antilyssique de la belladone. Cette plante a été administrée à 182 malades, qui tous avaient été mordus par des chiens enragés. Sur ce nombre, 176 avaient été blessés depuis peu de temps, et n'offraient aucun symptôme de rage ; chez les 6 autres l'hydrophobie était confirmée. Voici les résultats du traitement : les 176 récemment mordus furent préservés ; des 6 enragés, 4 furent guéris, et 2 succombèrent (Bayle, *Biblioth. de thérap.*, t. II, p. 502).— Sauter donnait la belladone en extrait à la dose de 40, 50, 60 centigrammes, et répétait cette dose à chaque accès.— Ghérardini en a donné jusqu'à 4 gr. en douze heures.—Giacomini (*ouv. cit.*) fait observer avec raison que ceux qui sont opposés à l'emploi antilyssique de la belladone, n'ont donné cette substance qu'à la dose ordinaire, tandis que ceux qui en ont vanté les bons effets l'ont administrée à doses assez fortes.

« Cette médication, tout éminemment sédative et antispasmodique qu'elle est, ne suffira pas, dit M. Debreyne, parce qu'elle ne paraît pas de nature à pouvoir détruire le virus de la rage. Elle n'a qu'une vertu purement antispasmodique, anticonvulsive, et non une puissance destructive ou neutralisante. » (*Annal. de la Soc. de méd. de Gand*, 1853, p. 156).

« De nos jours, disent MM. Trousseau et Pidoux (*ouv. cit.*, t. II, p. 64), on a acquis la triste conviction de l'inutilité des moyens divers vantés jusqu'ici dans le traitement de la rage. »

Comment a-t-on acquis cette triste conviction ? A-t-on répété les essais de Müenck, ou n'a-t-on opposé que des préventions, des idées systématiques, des raisonnements non justifiés par l'expérience ? Swilgué (*Traité de Mat. méd.*, 3e édit., t. II, p. 391) affirme que l'on n'a fait en France aucune recherche propre à déterminer le degré de confiance que la belladone peut mériter sous le rapport de sa propriété antilyssique. S'il est permis d'élever des doutes sur cette propriété, il ne l'est pas moins de se garantir de ce scepticisme qui nous fait trop souvent regarder comme faux tout ce qui contrarie notre manière de voir ou nos préventions. On ne peut rejeter tous les faits observés par Müench sans suspecter la bonne foi de ce ministre protestant. La justice et la raison invoquent ici l'expérience clinique, qui seule peut juger en dernier ressort cette importante question.

Hystérie.—On a cité des faits qui prouvent l'efficacité de la belladone dans certains cas d'hystérie. En général, dans l'hystérie, la sensibilité est augmentée, surtout au début des accès. « Quel médecin n'a vu, dit M. Landouzi (*Trait. compl. de l'hystérie*, 1848, p. 312, note), chez la plupart des hystériques, le moindre bruit, la moindre odeur, le moindre contact augmenter le paroxisme ? » — D'après le docteur Blackett (*Lond. Med. repository*, avril 1824) la belladone ne saurait convenir dans l'hystérie qui dépend de causes débilitantes. Sur six malades auxquels ce médecin administra la belladone, trois furent guéris assez rapidement ; les trois autres, qui, sans doute, n'étaient pas dans des conditions convenables à l'action de ce médicament, éprouvèrent divers accidents nerveux qui firent renoncer à son usage. M. Blackett administrait la belladone sous forme de teinture, d'après la formule suivante : Teinture saturée de belladone (40 gram. d'extrait aqueux sur 500 gr. d'alcool), 2 gouttes ; mixture camphrée , 170 gram.; esprit d'éther composé, 2 dragmes. Prendre le quart de cette mixture toutes les six heures.

Le docteur Pagès (*Revue méd.*, 1829) a fait disparaître des accès hystériques accompagnés de douleurs utérines analogues à celles de l'avortement, en pratiquant plusieurs fois par jour, sur le col de l'utérus, des onctions avec la pommade d'extrait de belladone.

M. Debreyne regarde ce médicament comme le meilleur modificateur du système nerveux chez les hystériques. Il rapporte , entre autres , deux cas d'hystérie rebelle qui offraient les symptômes les plus insolites , et dont l'un durait depuis six années , et l'autre depuis six mois. M. Debreyne emploie les pilules suivantes : Camphre, 12 gram.; assa-fœtida, 12 gram. ; extrait de belladone , 4 gram ; sirop de gomme , q. s. , pour 120 pilules. On prend une pilule le premier jour , deux le second , et on augmente ainsi d'une pilule chaque jour jusqu'à six en vingt-quatre heures, deux le matin, midi et soir, deux heures avant le repas.

CHORÉE.— La belladone s'est montrée efficace dans la danse de Saint-Guy essentielle et sans complication. Hufeland (*Hufel. Journ.*, t. IX, cah. 3, p.100) dit s'en être très-bien trouvé dans cette maladie. — Ketterling (H. Musset , *Traité des névroses* , p. 194) a guéri un individu affecté de chorée au moyen de la poudre des feuilles de cette plante, donnée à la dose de 10 à 15 centig. par jour. — Le docteur Seguy (*Revue méd.*, avril 1839) rapporte deux observations de chorée guérie en peu de temps par l'extrait de belladone, à la dose de 5 à 15 centig. par jour.—M. Debreyne a vu l'extrait de belladone produire les meilleurs effets dans cette aberration nerveuse ; il emploie ordinairement les pilules formulées plus haut contre l'hystérie. — M. Mault (*Journal des Connais. méd.-chir.*, 1851, p. 102) , dans un cas de chorée très-intense, chez un choréique de quatorze ans , et qui avait résisté à diverses médications, appliqua sur la colonne vertébrale un vésicatoire de huit pouces de long , et pansa douze heures après le derme dénudé avec un linge recouvert d'une légère couche d'extrait de belladone. Ce linge ne fut laissé qu'une heure en place. Au bout d'une demi-heure il y avait déjà un mieux sensible, et quatre heures après il restait à peine quelques traces de convulsions. Quarante heures après, quelques convulsions s'annoncent à la face : on recommence à panser avec l'extrait de belladone , et l'on obtient le même résultat que la première fois. Le cinquième jour, comme il était revenu quelques mouvements convulsifs dans le bras gauche, on applique un nouveau vésicatoire et l'on panse comme auparavant. Les convulsions s'arrêtent encore et ne reparaissent plus.

Un homme de trente-cinq ans (*Journ. des Connais. médico-chirurgical.*), en proie à toutes sortes d'affections vénériennes depuis l'âge de vingt ans , finit par être atteint d'une chorée chronique qui a commencé par un léger mouvement involontaire aux deux mains , et qui est arrivé peu à peu à être une danse involontaire et continue. L'iodure de potassium à haute dose , continuée pendant trois ou quatre mois, les bains de vapeur, la noix vomique, les révulsifs, les antispasmodiques, etc., ont été employés en vain. M. Rostan fit administrer à ce malade la poudre de racine de belladone aux doses progressives de 5 centigr. à 1 gram. Cette dernière dose diminue notablement les mouvements convulsifs ; mais elle produit des symptômes cérébraux et gastriques qui nécessitent la réduction de la dose à 60 centigrammes. La maladie reprend bientôt après son intensité première. On laisse le malade quelque temps sans traitement ; on le soumet plus tard , sans avantage , à l'action des arsénicaux ; on essaie enfin sur lui l'atropine appliquée sur le derme dénudé au moyen d'un vésicatoire , et comme il est habitué depuis longtemps à l'usage du poison, on commence à la dose de 3 milligram., que l'on porte au bout de deux jours à 1 centigr., et le cinquième jour à 0,015. Dès lors, des symptômes toxiques cérébraux se développent, mais en même temps il y a diminution considérable des mouvements choréiques. Toutefois, comme les phénomènes toxiques sont inquiétants, on ramène la dose d'atropine à 1 centigram. et on la fait prendre en potion, afin d'éviter la douleur locale. Cette dose est facilement tolérée, et, sous son influence, les mouvements involontaires diminuent peu à peu et disparaissent enfin complètement. Le malade peut même tenir une plume et écrire une lettre, ce qu'il n'a pu faire depuis quatre ans.

TREMBLEMENT NERVEUX. — Suivant M. Debreyne, le tremblement nerveux cède ordinairement aux pilules d'extrait de belladone, mais souvent aussi il reparaît dès qu'on cesse le remède.

DELIRIUM TREMENS. — M. le docteur Griève (*Monthly Journ.* et *Bull. gén. de thér.*, t. XLVI, p. 496) a fait cesser comme par enchantement les accidents du *delirium tremens* portés à un haut degré (surexcitation nerveuse, hallucinations optiques, pouls au-delà de 120 pulsations, transpiration froide et visqueuse, contraction considérable des pupilles) chez un homme de 49 ans, d'une constitution robuste et qui s'était enivré régulièrement depuis trois semaines, en faisant des frictions sur les paupières avec la pommade de belladone. Aussitôt que l'effet physiologique du médicament se manifesta par la dilatation des pupilles, les hallucinations de la vue perdirent de plus en plus leur caractère, les autres symptômes se calmèrent et le malade s'endormit. Il est probable que c'est bien plutôt à l'influence de la belladone sur les centres nerveux, qu'à la dilatation de la pupille, comme le pense M. Griève, qu'est dû cet heureux et prompt résultat.

FOLIE. — La belladone a été employée avec succès par Müench fils (*loc. cit.*), Müench père (Murray, *ouv. cit.*, t. I, p. 645) ; Ludwig (*Dissert. de belladona, ujusque usu in vesaniâ*) ; Greding (Ludwig, *Dissert. cit.*) ; Murray (*loc. cit*, t. I, p. 646) ; Evers (Murray, *ouv. cit*) ; Schmalz (*Chir. und méd. Vorfall*, p. 79) ; J. Franck (*ouv. cit.*, t. II, p. 135) ; Schmidtmann (*Summa observ. Medic. ex praxi clin.*, etc., t. IV, p. 123) ; David Scott (*London med. Gaz.*, juillet 1838.)

On sait que la belladone administrée à une certaine dose produit une folie momentanée. Son efficacité dans les maladies mentales semble justifier ce principe de Hahnemann : *Similia similibus curantur*. On puise quelquefois dans les systèmes les plus absurdes des vérités utiles : les doctrines opposées et exclusives ne sont ni vraies ni fausses en tous points. « Car l'expérience a prouvé qu'une multitude de maladies étaient guéries par des agents thérapeutiques qui semblent agir dans le même sens que la cause du mal auquel on les oppose. » (MM. Trousseau et Pidoux, *loc. cit.*, t. II, p. 67.)

C'est principalement dans les monomanies accompagnées d'hallucinations fixes que la belladone s'est montrée efficace.

PARALYSIE. — Jahn (*Klinik der chron. Krank*, t. I, p. 365) a préconisé la belladone dans la paralysie. — Schmucker (*Schm., Vermescht Schrift*, t. I, p. 79) l'a conseillée contre l'hémiplégie. — Murray (*ouv. cit.*, t. I, p. 648) cite le cas d'une hémiplégie sérieuse qui a cédé à la poudre des feuilles de belladone à la dose de 25 centig. à 1 gram. par jour. — Les docteurs Forsten et Verschuir (Szerlecki, *ouv. cit.*) ont employé ce médicament avec succès dans un cas de paralysie spasmodique des muscles de la face. — M. Bretonneau a obtenu, à l'aide de la belladone, des guérisons aussi inespérées que peu explicables dans plusieurs cas de paraplégie ; « Mais lorsqu'il s'agit d'une hémiplégie, disent MM. Trousseau et Pidoux (*loc. cit.*), à moins qu'il n'y ait en même temps spasmes convulsifs, il n'obtient rien en général. » — M. Tessier (*Bouchardat*, ann. 1847, p. 20) cite un cas d'hémiplégie qui céda à l'usage du suc éthéré de belladone, à la dose d'une goutte par jour.

HOQUET. — Le hoquet constitue quelquefois une névrose opiniâtre et qui n'est pas sans gravité. Dans ce cas, M. Debreyne (*ouv. cit.*) emploie les pilules suivantes, qui lui ont constamment réussi : Extrait de belladone, 2 gram.; camphre, 15 gram.; sirop de gomme, q. s. pour 60 pilules. Deux pilules le premier jour, matin et soir ; le second jour trois, matin, midi et soir ; on augmente chaque jour d'une pilule, jusqu'à six en vingt-quatre heures en trois fois, un tiers matin, midi et soir.

GASTRALGIE. — La belladone réussit ordinairement dans la gastralgie. L'extrait de la racine, associée à l'eau de laurier-cerise, à la dose de 1 centigram. 1/2 à 2 centigram. 1/2, a été employé avec un succès remarquable par Schmidtmann (*Summa obscrv. medic. ex praxi clinica*, etc., t. III, p. 237) dans un cas de gastralgie contre laquelle on avait en vain mis en usage les médicaments appropriés à ce genre de maladie. — Hauff (*Med. convers*, Blatt, n° 2, 1832), Hufeland (Sebernheim, *Heb. der pr. Arzneimittell*, Berlin, 1836, p. 5) se sont très-bien trouvés de la belladone en pareil cas. Le dernier prescrit 30 gouttes, trois fois par jour, du mélange de 30 centigr. d'extrait de belladone et de 15 gram. d'eau de laurier-cerise. — Caizergues (*Rev. thérap. du Midi*) employait une masse composée de 10 grammes de sous-nitrate de bismuth et de 1 gram. d'extrait de belladone, divisée en 40 pilules, dont il faisait prendre deux matin et soir. — Le docteur Leblus (Wahu, *Ann. de méd. et de chir. prat*, 1847, p. 92) a guéri une gastralgie opiniâtre, accompagnée de hoquet, au moyen des pilules suivantes : Extrait de belladone, 1 décigr.; sous-carbonate de fer, 5 décigram., pour douze pilules, à prendre d'heure en heure : « Là où le chlorhydrate de morphine manque son effet, dit M. Sandras (*Trait. prat. des malad. nerv*, t. II, p. 374), l'extrait de belladone le remplace avec avantage et calme la gastralgie. » Ce médecin administre une pilule de 25 milligr. toutes les demi-heures ; le malade est soulagé après en avoir pris une, deux ou trois. — S'il y a constipation, M. Bretonneau (MM. Trousseau et Pidoux, *loc. cit.*, p. 66) fait prendre une très-petite quantité de belladone, soit en mangeant, soit le soir, au moment où le malade se couche ; s'il y a, au contraire, tendance à la diarrhée, il proscrit l'emploi de ce médicament et a recours à l'opium. C'est là une indication judicieusement formulée pour le traitement de la gastralgie et de l'entéralgie. M. Bretonneau emploie souvent le même traitement contre la constipation, surtout chez les hypocondriaques et chez les femmes nerveuses.

ENTÉRALGIE. — Suivant Schmidtmann (*Summa, obs. med.*, etc., t. IV, p. 498) la belladone serait un excellent remède contre l'entéralgie, tandis que l'opium produirait de mauvais effets dans cette affection, sans doute à cause de la constipation qui l'accompagne presque toujours. — M. Sandras obtient un soulagement immédiat dans l'entéralgie, au moyen de quelques centigrammes d'extrait de belladone étendu dans un lavement émollient peu abondant et répété au besoin.

M. B***, directeur des postes, âgé de quarante-sept ans, d'un tempérament bilioso-sanguin, d'une forte constitution, était atteint depuis plusieurs mois d'une douleur fixe et continue à la région hypogastrique, sans cause connue, et n'apportant aucun changement dans les fonctions intestinales ni dans celles des organes urinaires. Cette douleur, plus incommode que vive, avait résisté à l'usage des bains, à l'application des sangsues à l'anus, aux cataplasmes et aux liniments opiacés. Je prescrivis un suppositoire de beurre de cacao avec 5 centigram. d'extrait de belladone, à introduire matin et soir. Dès le second jour de l'emploi de ce moyen, la douleur diminua. J'augmentai la dose d'extrait de belladone graduellement jusqu'à celle de 12 centig. Dès lors la douleur disparut complètement. Depuis deux mois que le malade a cessé l'emploi du suppositoire belladoné, aucun symptôme de récidive n'a eu lieu.

Un homme de soixante ans, d'un tempérament nerveux, éprouvant depuis quelques jours des douleurs abdominales aiguës, présente les symptômes suivants : pouls petit, précipité, face pâle, grippée, couverte d'une sueur froide ; narines contractées, respiration anxieuse, ardeur à l'estomac, vomissements, ventre rétracté, dur, constipation opiniâtre, extrémités froides, menace d'une fin prochaine. Les moyens les plus rationnels, laudanum, lavement huileux, cataplasmes, etc., sont employés sans succès. Le docteur Groenendaels fait administrer, de trois heures en trois heures, un lavement composé d'eau chaude, d'huile d'olives et de 10 centigr. d'extrait de belladone. Le lendemain, à cause de quelques phénomènes cérébraux, on réduit la dose de l'extrait à 2 centigram. et 1/2, et on ne donne plus que deux lavements, un le matin, et l'autre le soir. Deux jours après, cessation des douleurs, ventre libre, convalescence.

Au bout de quatre mois, retour des mêmes symptômes ; le même traitement est encore couronné de succès. A quelques jours de là, nouvelle attaque. Le médecin appelé a recours aux laxatifs, et le malade meurt. (*Journ. de méd. et de chir. prat.*)

Iléus.— Le docteur Rosati (*Observ. med. di Napoli*) a employé avec succès, dans l'iléus, des frictions faites sur l'abdomen avec la pommade de belladone. Plusieurs praticiens, au rapport de Szerlecki, tels que Pages, Magliari, Spencieri, Duponget, Albers, Marino, Méola, Frœnkel, auraient aussi obtenu de bons effets de l'usage extérieur de ce médicament dans la même maladie. Stannius et Becker (Bourchardat, *Ann. de thérap.*, 1842, p. 20) ont employé avec succès un lavement composé d'une infusion de 4 grammes de racine de belladone dans 200 gram. d'eau. Ce remède a guéri le malade sans produire d'effet stupéfiant. Il faut néanmoins se défier d'une dose aussi élevée : je commence toujours par un lavement de 60 centigram. à 1 gramme de feuilles infusées dans 150 gram. d'eau, et je n'augmente cette dose, au besoin, que graduellement.

« Il est évident, dit M. Debreyne, après avoir rapporté plusieurs faits concluants, que la belladone est une excellente, une précieuse ressource contre une maladie si terrible, si féroce et si indomptable. »

Vomissement nerveux.—La belladone a été très-utile dans les vomissements essentiellement spasmodiques, ou tenant à une irritation fugace, sympathique, etc. — Hufeland et Siemerling (*Journ. de Hufeland*, juillet 1830) prescrivent contre les vomissements chroniques, surtout chez les personnes adonnées aux boissons alcooliques, 30 à 40 gouttes, trois ou quatre fois par jour, du mélange de 10 centigram. d'extrait de belladone et de 8 gram. d'eau de laurier-cerise. — M. Sandras (*ouv. cit.*, t. II, p. 144) s'est bien trouvé, dans le vomissement nerveux, de frictions sur tout l'abdomen avec une pommade contenant environ un vingtième de son poids d'extrait de belladone.

Dans les vomissements nerveux qui surviennent pendant la grossesse, M. Bretonneau (MM. Trousseau et Pidoux, *loc. cit.*, t. II, p. 73), fait pratiquer des frictions sur le ventre avec la pommade de belladone ou une forte solution d'extrait de cette plante dans l'eau, en consistance sirupeuse. Cette médication manque rarement de procurer du soulagement au bout de quelques jours. Elle m'a réussi, aidée de la position horizontale, chez une femme enceinte de sept mois, atteinte depuis trois mois de vomissements continuels qui l'avaient jetée dans un grand état de faiblesse. « Mais dans certains cas plus graves, disent MM. Trousseau et Pidoux (*ibid.*), et ces cas ne sont malheureusement pas rares, la belladone reste impuissante comme tous les autres moyens, et il ne reste souvent que la triste et regrettable ressource de l'avortement provoqué. »

« Dans une circonstance où cette opération allait être pratiquée pour sauver la femme, M. Cazeaux, qui avait essayé vainement la belladone suivant la méthode de M. Bretonneau, pensa qu'il obtiendrait un effet plus sûr en appliquant sur le col même et dans la cavité du col une grande quantité d'extrait de belladone, et cette petite opération qu'il répéta une fois, plusieurs jours de suite, amena une guérison rapide et inespérée. » (*Ibid.*)

COLIQUES HÉPATIQUES ET NÉPHRÉTIQUES.— Le docteur Dubla (*Rev. méd.*, t. III, p. 447) a employé avec avantage des frictions sur les lombes avec une pommade composée de 75 centigr. d'extrait de belladone et de 15 grammes d'axonge, dans deux cas de colique néphrétique. Ces coliques ont été suivies d'expulsion de calculs.

Mme Hanson, demeurant à Calais, âgée de 26 ans, d'un tempérament lymphatique, me fit appeler le 16 juin 1818. Elle était prise d'un violent accès de colique néphrétique. J'avais inutilement employé la saignée et le bain de longue durée, quand, attribuant les symptômes au spasme local, je fis frictionner de demi-heure en demi-heure, avec la pommade de belladone (4 gram. d'extrait pour 30 gram. d'axonge), la région correspondante au rein, siége de douleurs lancinantes très-vives. Dès la seconde friction la douleur s'apaisa. La malade s'endormit après la troisième friction. Le lendemain les douleurs étaient entièrement dissipées, et cinq petits calculs avaient été rendus avec quelque difficulté pendant leur passage dans l'urètre. Deux de ces calculs étaient de la grosseur d'un pois. Je suis convaincu que, dans la plupart des cas, les douleurs néphrétiques sont dues au spasme déterminé par la présence des calculs dans les uretères.

MM. Rostan et Martin-Lauzer (*Journ. des Connais. médico-chir.*, t. XXXIV, p. 37) font cesser promptement les douleurs dans les coliques hépatiques et néphrétiques, en administrant, toutes les quatre ou six heures, une pilule contenant 5 centigrammes d'extrait d'opium et autant d'extrait de belladone. L'amélioration a lieu dix minutes environ après la prise du médicament, et souvent la crise cesse en moins d'une demi-heure avec une seule pilule. —M. le docteur Pointe, de Lyon, s'est également bien trouvé, au rapport de M. Martin-Lauzer, de l'opium et de la belladone réunis contre les coliques hépatiques.—M. Sandras (*Journ. de méd. et de chir. prat.*, 1853) emploie dans les névralgies des conduits biliaires les pilules suivantes : Extrait de belladone, 15 cent.; chlorhydrate de morphine, 5 cent.; mucilage de poudre inerte q. s. pour faire 10 pilules ; en prendre une de demi-heure en demi-heure.

COLIQUE DE PLOMB.— M. le docteur Malherbe (*Journ. de méd. et de chir.*, de M. Malgaigne, 1850) déclare avoir obtenu de la belladone des résultats avantageux dans vingt-neuf cas de colique de plomb. Le plus grand nombre des malades a éprouvé un soulagement du premier au troisième jour. Chez la plupart d'entre eux les douleurs cessaient plus ou moins de temps avant l'apparition des selles. Dans la moitié des cas, la belladone n'a été prise que pendant quatre ou cinq jours... « Nous pensons, conclut M. Malherbe, que la belladone est destinée à procurer des guérisons plus rapides que les autres méthodes de traitement. Elle s'attaque d'ailleurs aux deux principaux symptômes de la maladie : la douleur et la constipation. La belladone peut, dans ce cas, être donnée à doses beaucoup plus élevées que dans les maladies non douloureuses. On commence par 5 cent. d'extrait mêlé à 10 centig. de poudre de racine ; on augmente ou l'on diminue suivant qu'il y a ou non effets toxiques. On prescrit en même temps chaque jour un ou deux lavements avec 2 à 5 cent. d'extrait, et l'on fait des onctions sur le bas-ventre avec la pommade de belladone. — Le docteur Blanchet a aussi employé avec succès la belladone contre la colique de plomb, mais il l'a unie à la thériaque. »

COLIQUE NERVEUSE DES PAYS CHAUDS.— Cette colique, si fréquente chez les marins qui naviguent entre les tropiques, a été traitée par M. le docteur

Foussagrèves (*Arch. génér. de méd.*, oct. 1852) à l'aide de la belladone avec le plus grand succès. Les purgatifs ne sont point exclus ; mais ils ne doivent être administrés que lorsque les douleurs sont calmées.

PALPITATIONS.— « Il est des palpitations nerveuses, dit M. Martin Lauzer (*Journ. cit.*, t. XXXIV, p. 36), que j'ai pu arrêter au bout de quelques instants, en faisant appliquer sur la région du cœur un emplâtre fait avec 4 grammes d'extrait de belladone. »

Je suis parvenu à faire cesser des palpitations de cœur très-violentes chez une jeune fille de dix-huit ans, devenue chlorotique par suite de frayeur, en faisant frictionner deux fois par jour la région précordiale avec un liniment composé d'un jaune d'œuf, de 2 gram. de suc de belladone et de 4 gram. de suc de digitale. Ces palpitations étaient purement nerveuses.—J'ai obtenu un soulagement prompt dans les palpitations et les douleurs causées par l'hypertrophie du cœur, en employant le même liniment ou la pommade de belladone. Il est à remarquer que dans ces cas l'usage de la belladone à l'intérieur ne produit aucun soulagement.

COQUELUCHE — C'est sans contredit dans la coqueluche que la belladone a peut-être été employée avec le plus d'avantages. Schœffer, en Allemagne (*Journ. de Hufeland*, t. VI), et Marteau de Granvilliers, en France (*Ancien journ. de méd.*, t. XVI, p. 461) en ont les premiers signalé les bons effets dans cette maladie.—Vinrent ensuite Hufeland (*Journ.*), qui considéra cette solanée presque comme spécifique ; Buchave (*Acta regia soc. med. Hafniensis*, vol. II), qui, dans une épidémie de coqueluche en 1784, eut de nombreuses occasions d'en constater l'efficacité ; Kraff (*Journ. de Hufeland*, 1808), dans une épidémie observée à Runkel en 1806, et à laquelle il opposa pour tout traitement l'infusion de 1 gram. 20 centig. de racines et de feuilles de belladone dans 30 gram. d'eau bouillante, qu'il administrait trois fois par jour à la dose de 3 à 30 gouttes selon l'âge, jusqu'à effet physiologique manifesté par la rougeur du visage, la dilatation des pupilles, etc.

Mais c'est surtout Wetzler (*Journ. de Hufeland*, t. VI, p. 285), qui, dans une épidémie de coqueluche qui régna en 1810 à Augsbourg, a vérifié les effets héroïques de la belladone dans cette affection convulsive des organes respiratoires. Trente enfants auxquels ce médecin administra ce remède guérirent tous du huitième au quinzième jour. Il donnait, matin et soir, 1 cent. et demi de racine en poudre aux enfants au-dessous d'un an ; 2 cent. et demi aux enfants au-dessous de deux ans ; 5 cent. à ceux de deux à trois ans ; 7 cent. et demi aux enfants de quatre à six ans. On augmentait cette dose au bout de deux à trois jours, sans toutefois dépasser celle de 1 centig. et demi en vingt-quatre heures chez les plus jeunes, et celle de 15 cent. chez les plus âgés.

Depuis, un très-grand nombre de médecins se sont servis de la belladone, et s'en servent journellement avec succès contre la coqueluche. Cette solanée, suivant Laennec (*Trait. de l'auscult. médiate*, t. I, p. 86), diminue le besoin de respirer, et par conséquent la dyspnée, plus constamment qu'aucune autre plante narcotique. — Delens (Cullen, *Elém. de méd. prat.*, revu par Delens, t. III, p. 95) a vu constamment la racine de belladone diminuer par degrés l'expectoration et la toux, et faire ensuite cesser, dans l'espace de huit à dix jours, la coqueluche la mieux caractérisée. — Pieper (*Harless Rheinische Zarbucher*, Bd. X, 1825) prescrit l'extrait dissous dans la salive en frictions sur l'épigastre. On commence, chez les enfants de six mois, par la dose de 7 centigr., que l'on augmente progressivement. L'effet de ce traitement est tellement prompt, suivant ce médecin, que l'on voit la maladie céder immédiatement à son emploi. — Miquel de Neuerhans (*Arch. für mediz Erfarung*, 1829) qui, dans le cours de plusieurs épidémies, a constamment enlevé la toux dans l'espace de huit jours, prescrit la belladone dès le début quand il n'y a pas pléthore ; il augmente graduellement la dose jusqu'à commencement de narcotisme, puis il la diminue d'une manière progressive. Il préfère la racine récemment récoltée comme étant beaucoup plus active que celle qui a vieilli dans les magasins ; car, selon lui, aucune substance ne perd plus promptement son efficacité. — Guersant (*Lancette française*, nov. 1833) tout en reconnaissant à la belladone l'avantage de diminuer la fréquence des quintes, lui trouve l'inconvénient de sécher la gorge, d'altérer le malade, de produire quelquefois une espèce de cécité qui ne se dissipe qu'après avoir renoncé à son emploi. — Suivant Mérat (*Dict. de mat. méd.*, t. vii, p. 79), l'extrait de belladone employé en frictions sur l'épigastre, aurait la même efficacité qu'ingéré à l'intérieur. — M. Dubois, de Tournay (*Ann. de la Soc. de méd. de Gand*, 1852, p. 88), a guéri en quelques jours une coqueluche qui datait de plusieurs mois, en faisant pratiquer des frictions matin et soir sur l'épigastre avec 4 gram. de pommade de belladone (4 gram. sur 30 gram. d'axonge.—Le docteur Gouvion (*Journ. de méd. et de chir. prat.*, janv. 1833) a employé avec succès des frictions faites sur l'épigastre, les hypocondres, le sternum et les vertèbres dorsales avec le même extrait.— Fuster (*Bull. de thérap.*, 1834) s'est très-bien trouvé des fumigations pulmonaires faites avec une infusion de feuilles de belladone introduite dans le flacon fumigatoire de Ganal ou de Richard. — M. Blache (*Dict. de méd. et de chir. prat.*) pense avec Hufeland que c'est du quinzième au vingtième jour de la maladie qu'il faut employer la belladone, pourvu toutefois qu'il n'existe aucune inflammation thoracique, car alors il considère ce médicament comme plus nuisible qu'utile. Au reste, il ne l'a vu réussir que lorsque la dilatation de la pupille a eu lieu, et il n'a pas été besoin, dit-il, de dépasser la dose de 20 à 25 centigrammes.— Suivant M. Duhamel (*Mém. couronné en 1848 par la Soc. des scienc. méd. et nat. de Bruxelles*) la coqueluche présente deux nuances ou variétés distinctes : l'une est apyrétique, et l'autre est accompagnée de fièvre. La belladone réussit, dit-il, dans la première ; elle échoue dans la seconde. Il donne la racine en poudre à la dose de 6 centigram. par jour, en trois fois, matin, midi et soir, aux enfants au-dessous de trois ou quatre ans ; à un âge plus avancé, il porte quelquefois la dose à 20 centigrammes. Dans la plupart des cas, il a combattu la maladie dans l'espace de trois, quatre, cinq ou six jours. M. Duhamel ne s'est-il pas trompé en comptant les jours ?... Je n'ai jamais pu obtenir un résultat aussi prompt dans le cours de ma longue pratique.— M. Debreyne (*ouv. cit.*, p 49), qui, pendant plus de trente ans, a employé la belladone dans la coqueluche sur un nombre immense de malades, dont la plupart ont été guéris en huit ou dix jours, n'a recours à ce médicament que du dixième au douzième jour de la maladie, quand les symptômes inflammatoires ou pléthoriques ont été combattus, et que la toux est devenue purement spasmodique. Il donne la racine en poudre à la dose d'autant de fois 5 centigram. que l'enfant a de mois, à prendre en douze jours. Ainsi, un enfant de six mois en prend 30 centigr. en douze jours, et ainsi de suite. La dose se prend en trois fois dans la journée, matin, midi et soir.—MM. Trousseau et Pidoux (*loc. cit.*, p. 74) emploient avec avantage dans la période convulsive, afin de prévenir l'insomnie que la belladone produit quelquefois, le sirop suivant : Extrait de belladone, 20 centigr. ; faites dissoudre dans sirop d'opium et de fleurs d'oranger, de chaque 30 grammes ; en prendre une à huit cuillerées dans les vingt-quatre heures. Il faut employer l'opium avec prudence, et ne pas insister longtemps sur son usage, à cause de la propriété qu'il a de constiper et de favoriser les congestions sanguines au cerveau, déjà si fréquentes dans la coqueluche. — M. Bretonneau (*ibid.*) administre toujours la poudre de belladone en une seule dose, soit le matin, soit le soir, à la dose de 1 centig., en augmentant de 1 centigr. tous les deux jours, jusqu'à ce que la toux soit très-notablement calmée. Si après quelques jours le mal reste stationnaire, il augmente encore, mais sans aller jusqu'à effet toxique. Quand la maladie rétrocède, il diminue graduellement et ne cesse que lorsqu'il n'existe plus que les symptômes d'un simple catarrhe.

La belladone ne guérit pas toujours la coqueluche. Joseph Frank (*Trait. de pathol. int.*, t. III, p. 96) l'a employée avec beaucoup de succès dans une épidémie, et infructueusement dans six autres.—Le docteur Desruelles (*Trait. de la coqueluche*, p. 194), imbu de la doctrine de Broussais, la regarde comme un médicament dangereux, même quand on l'administre à petites doses ; selon lui elle ne mérite pas les éloges qu'on lui a prodigués dans le traitement de la coqueluche.—M. Ratier (*Form. prat.*), à une époque où la doctrine de l'irritation, arrivée à son point culminant, n'admettait plus comme agents thérapeutiques que les sangsues, l'eau de gomme, le lait et les pommes cuites, affirmait qu'il avait eu plusieurs fois l'occasion de voir employer et d'employer lui-même ce médicament contre la coqueluche, et que *jamais* il ne l'avait vu réussir. C'est ainsi qu'on observe quand on veut tout rattacher à l'idée mère d'un système.

J'ai employé pendant quarante ans la belladone contre la coqueluche. Excepté dans une épidémie dont je parlerai plus bas, elle m'a presque toujours réussi. Je me sers de la racine en poudre à la dose de 1 à 5 centigram. répétée de quatre heures en quatre heures, et mêlée avec une certaine quantité de sucre. J'augmente graduellement cette dose suivant l'âge et l'intensité des symptômes, mais sans jamais dépasser 25 centigram. dans les vingt-quatre heures. Je l'administre aussitôt que la période catarrhale ou inflammatoire est dissipée. Je fais vomir de temps en temps avec l'ipécacuanha ou l'asaret. Ce traitement modère et éloigne promptement les quintes de toux. Néanmoins la guérison n'a lieu, pour les cas les plus simples, que du dixième au vingtième jour ; et pour les cas plus graves, que dans l'espace de vingt-cinq à trente-cinq jours. Si le soulagement se fait trop attendre, je prescris des frictions à l'épigastre avec la pommade de belladone (4 gr. sur 30 d'axonge : 2 à 6 gram. par friction chaque jour), que je substitue même entièrement au traitement interne lorsque celui-ci est sans effet. Presque toujours alors les symptômes s'amendent promptement. Je diminue ou je suspends les doses à la moindre apparence de dilatation des pupilles. Les insuccès de la belladone peuvent être attribués à l'exiguïté de la dose à laquelle on l'administre. Comme M. Debreyne, j'ai souvent obtenu de prompts et heureux résultats en administrant une dose plus élevée que celle que prescrivent les auteurs, et que l'on donnait inutilement depuis plusieurs semaines. J'ai vu dans certains cas la poudre des feuilles et l'extrait, quoique bien préparés avec la plante récemment récoltée, ne produire aucun effet, tandis que la poudre des racines de la même plante donnait les résultats les plus heureux. Dans l'épidémie qui a régné en 1855 à Boulogne-sur-mer, toutes les préparations de belladone m'ont fait presque complètement défaut, tandis que l'aconit, comme je l'ai dit à l'article concernant cette dernière plante (page 18), m'a constamment réussi. Il est à remarquer que dans cette épidémie, la période catarrhale persistait souvent avec plus ou moins d'intensité pendant tout le cours de la maladie, et se terminait, dans un assez grand nombre de cas, quand on n'employait pas de bonne heure l'aconit, par une pneumonie aiguë ou chronique presque toujours mortelle.

Le tartre stibié, mêlé à la pommade de belladone dans l'intention de produire à la fois une action révulsive et antispasmodique, ont peu d'effet sur la peau. Les frictions que j'ai faites à diverses reprises avec ce mélange n'ont produit que peu ou point de boutons.

TOUX NERVEUSE.—La toux purement nerveuse ou convulsive, et celle qui, sans avoir spécialement ce caractère, n'est pas déterminée par une inflammation des organes de la respiration, peuvent être avantageusement combattues par la belladone. — Lenkossek (Szerlecki, *Dict. cit.*), MM. Delhaye (*Arch. de la méd. belge*, 1841) et Mouremans (*ibid.*) en ont constaté les bons effets dans ces affections. — M. Sandras (*ouv. cit.*, t. II, p. 186, 190) recommande l'extrait de belladone administré à l'intérieur ou employé à l'extérieur d'après la méthode endermique, à la dose de 2 à 5 centigr. par jour, dans la toux convulsive tenant purement à l'état nerveux. Ce traitement lui a réussi merveilleusement dans la *toux hystérique*. — M. Lebert (*Abeille méd.*, 1846, p. 251), qui a eu plusieurs fois occasion d'observer la *toux périodique nocturne des enfants*, que le docteur Behrend, de Berlin, a fait connaître il y a quelques années, est toujours parvenu à la guérir en peu de jours au moyen de la poudre de racine de belladone récemment préparée, et donnée le soir dans un peu d'eau sucrée, à une dose proportionnée à l'âge et graduellement augmentée. Ce médicament lui a également réussi dans les différentes espèces de toux nerveuses et convulsives ou avec suffocation chez les adultes. — M. Debreyne (*ouv. cit.*) fait habituellement usage de la formule suivante dans toute espèce de toux, hors celle qui est déterminée par une phlegmasie des organes respiratoires : Infusion de coquelicot, 180 gram.; extrait de belladone, 20 centig.; sirop de guimauve, 60 gram.; eau de fleurs d'oranger, 15 gram.; à prendre dans l'espace de quarante-huit heures, une cuillerée à bouche toutes les deux ou trois heures. — L'espèce particulière de toux qu'on nomme *tussis matutina vomitoria* (pituite) et qui attaque ordinairement les vieux ivrognes, surtout les buveurs d'eau-de-vie, se guérit, suivant Hufeland (*Man. de méd. prat.*, 2ᵉ édit., p. 237), par l'usage de la belladone avec de l'eau de laurier-cerise. — Le professeur Cruveilhier (*Nouv. bibliot. méd.*, 1828) a plusieurs fois diminué l'intensité de la toux des phthisiques, en leur faisant fumer des feuilles de belladone qu'on avait fait infuser dans une forte solution d'opium. On fume de deux à trois pipes par jour.

Dans la toux qui tourmente les phthisiques et les malades atteints de catarrhes pulmonaires anciens, j'ai souvent obtenu, par l'administration de l'extrait ou de la racine pulvérisée de belladone, un soulagement qu'aucune autre médication ne pouvait procurer. L'usage de la belladone n'a pas, comme celui de l'opium, l'inconvénient de supprimer l'expectoration.

ASTHME. — La belladone, administrée à l'intérieur contre l'asthme essentiel, c'est-à-dire sans altération organique autre que l'emphysème pulmonaire, a presque toujours apporté du soulagement. Lenhossek (Szerlecki, *Dict. cit.*), Barbier, d'Amiens (*Trait. élém. de mat. méd.*, 5ᵉ édition, p. 463), Sandras (*ouv. cit.*, t. II, p. 166) ont obtenu de bons effets de la racine en poudre dans l'asthme. Mais les résultats que produit la belladone ainsi administrée contre cette affection, ne peuvent être comparés, suivant MM. Trousseau et Pidoux (*ouv. cit.*, t. II, p. 74) à ceux qu'on obtient en faisant fumer la feuille sèche, soit seule, soit mêlée à du tabac. « Nous avons vu deux fois, disent ces médecins, des dyspnées intermittentes, durant depuis longtemps et revenant chaque nuit avec une opiniâtreté désespérante, se guérir complètement par l'usage de la fumée de belladone ou de datura stramonium. Souvent nous avons, sans guérir parfaitement le malade, produit une amélioration qu'aucune médication n'avait obtenue. » — Le docteur Magistel (*Gaz. méd.*, décemb. 1834) préconise, dans le traitement de l'asthme, l'emploi des fumigations de feuilles de belladone en décoction. Sur cinq malades traités par ce moyen, quatre ont guéri, et le cinquième, vieillard âgé de soixante-quinze ans, a éprouvé de l'amélioration. De tels succès ne s'observent guère que dans les hôpitaux, où l'on ignore, après la sortie du malade soi-disant guéri, s'il y a eu ou non récidive de la maladie. — M. Bretonneau (MM. Trousseau et Pidoux, *ouv. cit.*, t. II, p. 74) se trouve très-bien de l'administration de la belladone à l'intérieur contre l'asthme nerveux pour prévenir le retour de la maladie; mais il compte plutôt, pendant l'accès, sur les cigarettes de belladone ou de stramoine. Le traitement dure plusieurs mois et même plusieurs années. La belladone est donnée en une seule dose graduellement augmentée comme pour la coqueluche. L'effet du médicament se constate par un léger sentiment de sécheresse à la gorge, par la dilatation des pupilles, et par des selles en général plus abondantes et plus faciles.

Angine de poitrine ou Sternalgie. — « Depuis quelques années, dit M. Debreyne, nous avons prescrit plusieurs fois avec avantage des potions avec l'extrait de belladone contre cette rare, douloureuse et grave maladie ; et c'est désormais, contre elle, notre principal et peut-être seul remède. » (Ann. de la Soc. de méd. de Gand, mars et avril 1853, p. 87.)

Aphonie. — On a vu la belladone produire l'aphonie. Joseph Frank et Gaultier de Claubry ont observé cet effet, qui, sans doute, a fait naître l'idée, en vertu de la loi des semblables, de l'employer contre cette maladie. — J. Franck (ouv.cit., t.ii,p. 385) prescrit les feuilles contre l'aphonie spasmodique.—Sell (Szerlecki, Dict. cit.) a employé la belladone avec succès dans un cas d'aphonie suite d'apoplexie, et Burtels (Rust. magaz., 1835, p 65) l'a même préconisée dans l'aphonie qui accompagne la phthisie laryngée. — Stuart-Coopert (Bouchardat, ann. 1849, p. 28) guérit en peu de jours, au moyen de l'atropine, une femme de trente ans atteinte depuis un mois d'une aphonie complète, suite d'une métrorrhagie très-abondante. On administrait ce médicament à la dose de 0,003 gram. dans un julep gommeux dont on donnait une cuillerée d'heure en heure.

J'ai pu, au moyen de frictions faites avec la pommade de belladone à la partie antérieure du cou, dissiper en huit jours, une aphonie complète, suite d'une frayeur, chez une jeune fille de dix-neuf ans, qui était atteinte de cette affection depuis deux mois.

Spasme de la gorge et du larynx. — M. Debreyne (ibid.) l'a traité avantageusement par l'extrait de belladone à l'intérieur, et les fumigations de cette plante en décoction reçues dans la bouche ou dans les narines.

CONSTRICTIONS SPASMODIQUES.— La propriété anticontractile ou anticonstrictive de la belladone, a rendu et rend chaque jour les plus grands services dans un grand nombre de maladies, où aucun autre médicament ne saurait, d'une manière absolue, suppléer à cette solanée. On en a constaté les heureux effets dans la constipation, la constriction anale, l'iléus, les hernies étranglées, la constriction urétrale, la constriction utérine, etc.

Constipation. — La constipation dépend souvent de la constriction spasmodique du sphincter de l'anus, lors même qu'il n'y a point de fissures. C'est surtout dans ce cas que la belladone est employée avec succès.

La constipation qui accompagne la gastralgie a été combattue par M. Bretonneau au moyen d'une très-petite dose de belladone prise au moment du repas, ou le soir au moment du coucher. (Voyez Gastralgie, p. 136.) — M. Blache (Bouchardat, Ann. de thérap., 1849, p. 43) emploie à peu près le même moyen dans les constipations les plus rebelles. Il donne le matin à jeun, ou le soir, trois heures après le souper, une pilule composée de 1/2 centigr. à 1 centig. d'extrait, et de 1 à 2 centigr. de poudre de belladone.

Le docteur Fleury (Arch. de méd., mars 1838) fait introduire dans le rectum, pour combattre la constipation, des mèches enduites de pommade de belladone (4 gram. sur 30 gram. d'axonge) que l'on change une fois par jour. La défécation s'obtient en deux ou trois jours, même dans les constipations les plus opiniâtres.

Je rapporterai, comme assez remarquable, le fait suivant :—M. Maillard, propriétaire - cultivateur à Condette, âgé de trente ans, taille moyenne, cheveux blonds, tempérament lymphatico-nerveux, caractère pusillanime, atteint de gastralgie par cause morale (peur extrême du choléra), habituellement constipé, me fait appeler le 16 février 1851. Je le trouve dans l'état suivant : face pâle, traits altérés, découragement, anxiété, pouls peu développé, irrégulier, point de fièvre ; langue humide, non chargée, éructations continuelles, efforts de vomissement et élancements douloureux très-vifs à l'épigastre par l'ingestion de la plus petite quantité de boisson ; tuméfaction de l'abdomen, mais sans douleur à la pression ; constipation complète depuis le 1er février (quinze jours), bien que l'alimentation, pendant les dix premiers jours, ait été assez abondante pour produire l'accumulation d'une grande quantité de matières fécales dans l'intestin.

L'application de quinze sangsues à l'épigastre, des cataplasmes émollients, des bains tièdes, des lavements purgatifs, que le malade ne peut retenir, l'huile de ricin, immédiatement vomie, n'ont apporté aucun soulagement.

Je prescris la décoction de feuilles de belladone (30 gr. pour 1 kilog. d'eau) en fomentation tiède et fréquemment répétée sur le ventre. Je fais injecter dans le rectum, matin et soir, la solution de 10 cent. d'extrait aqueux de la même plante dans 100 gr. d'eau de laitue. Cette injection n'est point rejetée.

Le lendemain 17, le malade a pris sa troisième injection et la fomentation a été continuée toute la nuit. Expulsion de vents par l'anus, diminution notable de la tuméfaction du bas-ventre et des douleurs épigastriques ; mais douleur profonde dans le bassin, strangurie, ténesme vésical et anal, agitation extrême, pouls concentré, intermittent, face pâle, sueur froide. Vers midi, bain tiède, dans lequel le malade expulse, au bout de vingt-cinq minutes, une énorme quantité d'excréments en pelottes marronées, agglomérées et durcies, ce qui amène un soulagement immédiat.

Quelques lavements émollients, en provoquant plusieurs autres selles abondantes, remettent promptement le malade dans son état habituel.

CONSTRICTION DE L'ANUS, avec ou sans fissure.—La constriction spasmodique du rectum peut exister sans fissure ou gerçure ; mais la fissure existe rarement sans constriction : l'une peut être la cause de l'autre. Dans l'un comme dans l'autre cas, la belladone est d'une efficacité devenue vulgaire.

D'après Dupuytren (*Rev. méd.*, mars 1829), on peut guérir l'ulcération allongée qui existe dans la fissure de l'anus, en faisant cesser la contraction du sphincter dont elle n'est qu'un phénomène. Pour cela, il faut introduire dans l'anus, plusieurs fois dans la journée, une mèche enduite d'une couche épaisse de la pommade suivante : Axonge, 6 gram.; extrait de belladone, 1 gramme; acétate de plomb, 1 gramme.—Les docteurs Laborderie (*Journ. de méd. et de chir. prat.*, art. 179) et Lamoureux (*même Journ.*, art. 757), le premier avec la pommade de belladone et d'acétate de plomb, le second au moyen d'une mèche de charpie enduite de cérat belladoné, ont guéri des fissures chez deux malades qui s'étaient refusés à l'opération.—« L'usage de petites mèches enduites de pommade de belladone, dit le professeur Cloquet, m'a réussi chez une dame à laquelle M. Roux avait proposé l'opération, et qui s'y était refusée. » (Debreyne, *Ann. de la Soc. de méd. de Gand*, mars et avril 1854.)

Mme H***, de Boulogne, âgée de 44 ans, ayant eu des hémorrhoïdes à la suite de couches, était atteinte d'une constriction douloureuse du sphincter de l'anus. Une constipation habituelle avait lieu ; les excréments étaient comme arrêtés au fondement, et ne pouvaient être expulsés que peu à peu, à diverses reprises, et avec douleur et excoriation. Il n'y avait pas de fissures. Cet état durait plus ou moins violemment depuis quinze ans, lorsque je fis pratiquer des onctions à l'intérieur du rectum, matin et soir, avec la pommade belladonée (4 gr. sur 30 d'axonge). Au bout de deux ou trois jours l'effet avantageux de ce simple moyen fut très-prononcé. Les selles devinrent plus faciles et moins douloureuses ; la constipation fut ensuite combattue avec succès par les lavements d'eau froide. Il suffit, toutes les fois que la constriction du sphincter donne la moindre crainte de retour, d'employer la même pommade pour la dissiper aussitôt.

La belladone en topique convient également aux crevasses hémorrhoïdales.

HERNIES ÉTRANGLÉES.— L'emploi de la belladone pour favoriser la rentrée des hernies étranglées remonte à 1803. On lit dans le *Journal de Hufeland* (1803) qu'un individu ayant une hernie étranglée, en fut guéri au moyen d'un lavement préparé avec la belladone qu'on avait prise par mégarde pour du tabac.— En 1804, Van Looth (Kluyskens, *Ann. de litt. médic. étrang.*, t. III, p. 192) fit rentrer une hernie étranglée, dans l'espace d'une heure, au moyen d'un lavement préparé avec 15 grammes de feuilles de belladone en infusion dans 300 gram. d'eau, et que probablement le malade aura immédiatement rendu en grande partie, cette forte dose n'ayant pas produit l'intoxication.— En 1810, Koehler (*Hufeland's Journ.*, juillet 1810) traita avec un succès étonnant les étranglements herniaires à l'aide d'applications abondantes de pommade de belladone et de lavements avec l'infusion de la même plante.— Plus tard Kruger (*Rust's Magaz.*, 1821) réduisait facilement les hernies étranglées en donnant de trois heures en trois heures des lavements préparés avec 10 centig. de tabac et 50 centigr. de belladone en décoction. Il faisait appliquer en même temps sur le ventre des cataplasmes composés de feuilles de belladone, de tabac et de *ledum palustre*, et, sur la tumeur herniaire, une vessie remplie d'eau froide et de sel. De plus, il administrait à l'intérieur, de deux en deux heures, une poudre composée de 5 centig. de belladone, de 10 centig. de calomel, et de 50 centig. de sucre.—Magliari (*Observ. med. di Napoli*, 1828), Giacomini (*loc. cit.*, p. 538), les docteurs Dupougat (*Revue méd.*, t. IV), Meola (*Observ. méd.*, janv. 1830), Gouvion et beaucoup d'autres médecins ont employé avec le plus grand succès les frictions de pommade de belladone sur la partie malade.— M. le docteur Poma (*Gaz. méd. de Milan*), qui a fourni dix observations qui attestent l'efficacité de la belladone contre l'étranglement des hernies abdominales, conseille l'emploi de l'extrait non associé à l'axonge. J'ai deux fois rendu facile la réduction d'une hernie inguinale étranglée par l'application du suc de belladone mêlé avec autant d'eau chaude, ou employé pur en frictions. L'effet est plus prompt qu'en usant de la pommade composée avec cette plante. L'extrait simplement appliqué en emplâtre ou sur de l'ouate m'a suffi dans un cas pour faire rentrer une hernie en trois heures.

Schneider (*Journ. de Hufeland*, 1832, p. 66) a réussi au moyen de lavements préparés avec 2 gram. de feuilles de belladone dans 280 gram. d'eau, pour trois lavements à l'heure à donner d'heure en heure.—La *Gazette méd. de Paris*, 1838, n° 8, rapporte quatre observations d'étranglements intestinaux guéris par l'emploi de lavements composés avec une infusion de 4 gram. de racine de belladone (c'est une dose trop forte) et 30 gram. de fleurs de camomille. — Le docteur Surville (*Abeille médic.*) a obtenu des succès constants, même dans les cas les plus désespérés, en frictionnant d'abord la partie malade avec l'extrait de belladone, puis en administrant une potion dans laquelle on faisait entrer l'huile de croton et celle de ricin.— M. Carré, chirurgien en chef de l'hôpital militaire de Briançon (*Journ. de méd. et de chir. prat.*, juillet 1833), avait inutilement employé la saignée et les bains sans pouvoir réduire une hernie étranglée et volumineuse qu'il était sur le point d'opérer. Une bougie enduite de pommade de belladone fut introduite dans l'urètre, et une demi-heure s'était à peine écoulée que ce chirurgien put opérer facilement la réduction. — M. de Larue, de Bergerac (*Revue thérap. du Midi*, 1856), a publié les observations de trois femmes présentant des hernies crurales et d'un homme atteint de hernie inguinale, chez lesquels l'étranglement intestinal, produit à diverses reprises, s'était montré constamment réfractaire aux manœuvres du taxis. La réduction devint très-facile cinq à six heures après l'administration par petites cuillerées, toutes les dix minutes, d'une potion composée de 60 gram. d'eau distillée, de 20 centigr. d'extrait aqueux de belladone, et de 30 grammes de sirop de fleurs d'oranger. Je viens tout récemment de rendre facile la réduction d'une hernie crurale étranglée chez une fermière âgée de cinquante-six ans, après l'emploi par cuillerées, de quart d'heure en quart d'heure, d'un julep dans lequel j'avais fait entrer quinze gouttes de teinture alcoolique de belladone.

L'observation suivante, que j'ai recueillie tout récemment, m'a paru mériter l'attention des praticiens :

Madame Jennequin, cuisinière chez M. Porter, à Maquétra, près de Boulogne, âgée de soixante-cinq ans, constitution grêle, délicate, tempérament lymphatico-nerveux, taille moyenne, cheveux châtains, sentit le 3 février 1856, après un violent exercice, une douleur à l'aîne droite, où une petite tumeur très-sensible s'était formée tout-à-coup, et avait donné lieu à des coliques qui forcèrent la malade à se mettre au lit.

Appelé le même jour, à midi, je constate l'état suivant : douleurs atroces dans l'abdomen, hoquet, vomissements, constipation ; face altérée, agitation extrême ; pouls petit, fréquent, concentré ; tumeur dure, globuleuse, de la grosseur d'une noix, très-douloureuse, et dont le siége, joint aux autres symptômes, annonce évidemment l'existence d'une hernie crurale étranglée.

Le toucher augmentant à l'instant même les souffrances et surtout le vomissement, le taxis, auquel, d'ailleurs, la malade se refuse opiniâtrément, m'est tout à fait impossible. Je fais appliquer en grande quantité sur la tumeur la pommade de belladone (10 gram. sur 30 gram. d'axonge), et je prescris immédiatement la potion suivante :

Eau de laitue distillée,	150 grammes.
Teinture alcoolique de belladone,	25 gouttes.
Gomme arabique pulvérisée,	4 grammes.
Sirop de coquelicot,	30 grammes.

Six grandes cuillerées à bouche de cette potion sont prises dans l'espace d'une demi-heure. Les autres sont administrées de dix minutes en dix minutes, de quart d'heure en quart d'heure, de demi-heure en demi-heure, et enfin d'heure en heure, suivant l'effet produit (1).

Sous l'influence de cette médication, les douleurs se calment. Les vomissements, le hoquet, l'agitation, en un mot, tous les effets sympathiques de l'étranglement intestinal cessent dans l'espace de deux à trois heures ; mais la tumeur herniaire persiste et est toujours douloureuse au toucher. — Le 4 (2e jour), même calme du côté du tube digestif ; seulement le bas-ventre, surtout vers la fosse iliaque droite, est douloureux au toucher et légèrement tuméfié ; point de selles ; pouls développé, à 80 pulsations ; la même potion, prise pendant la nuit, de deux en deux heures, est continuée ; la pommade de belladone est appliquée comme la veille. — Le 5 (3e jour), mêmes symptômes ; mêmes prescriptions ; lavement purgatif qui provoque une selle demi-concrète assez abondante, sans apporter le moindre changement dans

---

(1) La manière d'administrer les médicaments, suivant les circonstances, est pour beaucoup et quelquefois même pour tout dans le succès. Il est de la plus haute importance, en médecine pratique, de proportionner l'action à la résistance, de distinguer les moments où l'on doit s'abstenir ou attaquer avec ménagement son ennemi, de ceux où il faut promptement et vigoureusement le frapper. Une maladie étant donnée, il ne suffit pas d'en trouver le remède. Bon en lui-même, et rationnellement indiqué, ce remède devient nul, insuffisant ou même nuisible, s'il n'est appliqué convenablement et en temps opportun.

la tumeur herniaire. — Le 6 (4ᵉ jour), malaise général, insomnie, soif, pouls à 85, douleurs par fois assez vives dans la tumeur, qui est plus volumineuse, rouge ; quinze sangsues produisent une saignée locale assez abondante et qui apporte du soulagement. — Le 7 (5ᵉ jour), mêmes prescriptions ; manifestation de l'effet de la belladone sur les pupilles. Cataplasme de décoction de racine de guimauve et de mie de pain. Frissons vagues, suivis de chaleur et de soif ; cessation de l'usage de la potion belladonée ; limonade, sirop de groseille, eau de gruau, bouillon de veau. — Du 8 au 11 (6ᵉ au 9ᵉ jour), la tumeur herniaire, tout à fait phlegmoneuse, présente de la fluctuation ; j'en propose l'ouverture par l'instrument tranchant ou par le caustique de Vienne : la malade s'y refuse. Un lavement de décoction de mauve produit une selle semi-liquide, assez abondante et suivie de soulagement. — Le 13 (11ᵉ jour), une escarre putrilagineuse, d'un blanc jaunâtre, recouvre presque toute la tumeur, qui s'ouvre spontanément le 14 au matin et donne issue à une grande quantité de pus d'une odeur infecte, mêlé ensuite à des matières intestinales digérées et semblables à de la levure de bière. Lotions avec le chlorure d'oxide de sodium étendu dans l'eau, application d'un digestif animé, pansements très-fréquents, soins de propreté. La malade est mieux et se sent de l'appétit. Bouillon avec l'arrow-root, vin ; infusion de racines de gentiane et d'angélique à prendre par petites tasses dans la journée.

Les jours suivants, les matières fécales passent par la plaie et par la voie naturelle. Une pilule de 25 cent. d'aloës, chaque jour, en favorise l'évacuation par cette dernière voie ; un linge fin couvert de cérat fait disparaître l'érythème et les excoriations résultant du contact de ces matières. Alimentation plus substantielle, digestion facile, rétablissement graduel des forces. Les parties gangrénées se détachent, la plaie se déterge, les chairs fongueuses sont réprimées au moyen de l'azotate d'argent fondu, avec lequel une ouverture fistuleuse subsistante est profondément cautérisée, ce qui hâte la guérison, qui est complète vers le 1ᵉʳ avril (46ᵉ jour).

Les effets de la belladone furent ici très-remarquables. A peine quelques doses rapprochées de ce médicament avaient-elles été administrées, que l'irritation spasmodique du tube digestif et les symptômes les plus graves de l'étranglement intestinal se dissipèrent comme par enchantement, bien que la hernie ne fût point réduite. Au lieu d'une inflammation très-aiguë, rapidement gangréneuse et avec épanchement abdominal possible, il y eut phlegmasie lente et désorganisatrice des parties engagées, abcès au dehors, péritonite circonscrite et avec adhérences qui borna la gangrène et préserva les parties internes d'une atteinte mortelle. La nature, grâce à l'action prompte et soutenue de la belladone, eut le temps de déployer ses ressources.

CONSTRICTION URÉTRALE ou RÉTRÉCISSEMENT SPASMODIQUE DE L'URÈTRE. — RÉTENTION D'URINE ; STRANGURIE ; CATHÉTÉRISME ; CALCUL ENGAGÉ DANS LE CANAL DE L'URÈTRE, etc. — Will, chirurgien des dispensaires de Londres(*Journ. des progrès*, t. I, p. 97) et le docteur Guérin, de Bordeaux (*Journ. des Conn. médico-chirur.*), ont fait cesser le rétrécissement spasmodique de l'urètre en introduisant dans ce canal des bougies enduites de pommade de belladone. — M. Carré, de Besançon (*Journ. des Connais. médico-chir.*, mai 1835), a dissipé un rétrécissement de même nature qui s'opposait à l'émission des urines, en frictionnant le gland avec la pommade de belladone, et en appliquant sur le périnée un cataplasme de mie de pain cuite dans une décoction de feuilles de la même plante. — Holbrook (*Bull. des Sc. méd.*, t. I, p. 362) combattait la constriction spasmodique ou inflammatoire du canal de l'urètre au moyen de l'infusion de feuilles de belladone en lavement et en fomentation sur le périnée.

M. de B***, de Boulogne, âgé de 66 ans, d'un tempérament nerveux, d'une constitution grêle, était atteint d'un engorgement chronique de la prostate, avec difficulté d'uriner, flux muqueux, et surtout douleurs vives pendant l'émission fréquemment répétée des urines. Lorsque je vis le malade, au printemps de 1846, ces douleurs existaient depuis six mois et avaient résisté à l'application réitérée des sangsues, à l'usage journalier des bains et à un repos absolu dans une position horizontale. Je fis pratiquer matin et soir des frictions avec la pommade de belladone (4 gram. d'extrait sur 30 gram. d'axonge) au périnée et le long du canal de l'urètre, dans lequel je faisais introduire plusieurs fois par jour de cette même pommade au moyen d'une bougie. Dès le premier jour il y eut soulagement; au bout de huit jours les douleurs étaient complètement dissipées et l'émission des urines plus rare. Il a suffit d'enduire la bougie dont le malade se sert habituellement, pour empêcher le retour des douleurs. L'embonpoint et les forces, que la continuité des souffrances avait fait perdre, se rétablirent peu à peu sous l'influence du calme moral, du repos et d'une alimentation analeptique.

J'ai rapporté, page 16, une observation remarquable de strangurie névralgique.

On lit dans le *London med. and phys. Journ.* (1832) qu'un cas de dysurie, avec cessation complète des urines depuis vingt-quatre heures, céda, au bout de quelques secondes, à l'introduction dans l'urètre d'une bougie enduite de pommade de belladone.—Dans plusieurs cas de ce genre, le docteur Gérard, d'Avignon (*Journ. des Connais. méd.-chir.*, 1835), a employé avec succès des frictions sur les régions hypogastrique et périnéale avec la pommade de belladone (8 gram. d'extrait pour 30 d'axonge.)

Pour stupéfier les organes et faciliter le cathétérisme, il suffit d'enduire la sonde d'extrait de belladone, de même que pour l'introduction des instruments dans l'opération du broiement de la pierre.

Un spasme local, avec éréthisme général, exaltation de la sensibilité, tension du système nerveux, peut diminuer considérablement l'effet des stupéfiants. Je citerai, à ce sujet, le fait suivant comme très-curieux sous le double rapport de l'effet relatif de ces substances et du résultat thérapeutique qui en fut la conséquence : M. Moleux, propriétaire à Wierre-aux-Bois, âgé de cinquante-cinq ans, d'un tempérament sanguin, d'une forte constitution, livré au repos depuis quelques années, ayant eu, depuis vingt ans, deux attaques de goutte aux pieds, est pris le 10 décembre 1839, vers le soir, d'une strangurie qui, dans la nuit même, devient une rétention complète d'urine.

Appelé le 11 au matin, je pratique une saignée de 700 grammes ; je fais appliquer vingt-cinq sangsues au périnée et je prescris un bain tiède prolongé. Ces moyens n'amènent aucun changement. Une seconde saignée, aussi copieuse que la première, pratiquée à onze heures du soir, calme l'agitation et l'anxiété, mais ne fait point cesser l'ischurie. L'introduction de la pommade de belladone dans le rectum, réitérée pendant la nuit, procure l'émission répétée de quelques gouttes d'urine et un peu de soulagement dû, sans doute, autant à l'espoir d'une amélioration prochaine, qu'à l'action du médicament.

Le 12 au matin, les symptômes ont repris toute leur intensité, et le malade, pourtant, ne consent pas à l'opération du cathétérisme, à laquelle, d'ailleurs, je répugne toujours moi-même en pareil cas, en raison des difficultés qui tiennent à la nature de l'affection et des accidents qui peuvent en résulter. Plusieurs lavements émollients n'ayant provoqué qu'une selle peu abondante, et l'état habituel de constipation me faisant soupçonner l'accumulation de matières fécales dans les intestins, je prescris 45 gram. d'huile de ricin mêlés avec 30 gram. de sirop de limon. En même temps j'ordonne, pour employer en frictions sur l'hypogastre et le périnée, un liniment composé de 6 gram. de laudanum liquide de Sydenham, de 2 gram. de teinture de belladone, et de 40 gram. d'huile d'amandes douces. Obligé de m'absen-ter vers dix heures du matin pour un accouchement que la sage-femme qui me fait appeler considère comme dangereux , je désigne soigneusement à la garde la mixture que le malade doit avaler, et le liniment qui est destiné à l'usage externe. Je promets à M. Moleux, que je laisse à regret dans un état extrême d'agitation de corps et d'esprit, de revenir le plus tôt possible.

Une heure environ après mon départ, on vient m'annoncer que le malade urine abondamment, qu'il est calme et parfaitement bien. Je ne le vois qu'à cinq heures et demie du soir. Je le trouve au lit, immobile et dans un état de somnolence dont il ne sort un instant que pour répondre avec justesse aux questions que je lui adresse ; la respiration est facile ; le pouls, à 78 pulsations , est large, développé , mou ; la face est colorée, les conjonctives un peu injectées, les pupilles dilatées, la peau chaude et moite. Il y a eu écoulement abondant d'urine ; l'hypogastre est légèrement douloureux au toucher, mais souple, peu tuméfié.

Les symptômes d'un narcotisme modéré, et qui n'a pas été plus prononcé, sont évidents. On s'aperçoit seulement alors , d'après mes questions , et je m'assure moi-même, que M. Moleux a avalé le liniment au lieu de la mixture laxative ! Mais comme, à mon grand étonnement, il n'en est résulté, pendant près de sept heures, que les suites que je viens de rapporter et que je regarde comme heureuses , eu égard à la cessation instantanée du spasme vésical , je m'abstiens de toute médication. Une abondante transpiration, qui dure toute la nuit, dissipe l'assoupissement. A mon arrivée, le lendemain 13 au matin, je trouve M. Moleux ayant seulement les pupilles dilatées, la vue un peu trouble, de la propension au sommeil, mais, du reste, enchanté d'une cure aussi prompte qu'inespérée.

Cette dose toxique de laudanum et de belladone , qui a guéri à l'instant même M. Moleux , l'aurait infailliblement empoisonné s'il avait été dans son état normal (1). La dépression des forces circulatoires et de la vie organique par les émissions sanguines , d'une part, et la persistance du spasme local porté à un haut degré , avec exaltation de la vie nerveuse, d'autre part, ont fait d'un poison un remède énergique et prompt.

L'action simultanée de l'opium et de la belladone , dont les effets sur l'organisme ne sont point identiques, n'a-t-elle pas pu aussi apporter quelque modification dans le résultat de leur ingestion ?... Quoi qu'il en soit, il ressort du fait que je viens de rapporter cet enseignement : que dans beaucoup d'affections spasmodiques et de surexcitations nerveuses, auxquelles on n'oppose, le plus souvent, qu'une médication timide, on retirerait de grands avantages de l'opium , de la belladone , de la jusquiame, etc., administrés à doses rapprochées et progressivement augmentées. Dans ces cas, le médecin prudent ne confondra pas la hardiesse avec la témérité ; semblable à un habile général , il saura attaquer avec vigueur et s'arrêter à propos.

PHIMOSIS ET PARAPHIMOSIS. — Dans un cas de paraphimosis , le docteur Mazade , d'Anduse (*Gaz. méd. de Paris* , 1834), fit recouvrir le gland et la partie étranglée avec 2 gram. d'extrait de belladone. Le gland se réduisit avec facilité au bout de douze à quinze heures. — M. Debreyne (*loc. cit.*) combat le paraphimosis au moyen d'onctions faites plusieurs fois le jour sur la partie affectée avec une pommade composée de 4 gram. d'extrait de belladone et de 15 gram. de cérat.—« Dans le paraphimosis, dit M. Mignot (*Nouvel. observ.*, etc., 1842) l'extrait de belladone dilate peu à peu le cercle de constriction formé par le prépuce ; il enlève l'inflammation et surtout la douleur, et, après

_____

(1) Depuis lors, M. Moleux ayant été atteint d'une bronchite, n'a eu besoin que de 24 gram. de sirop diacode , pris le soir, pour calmer la toux et provoquer le sommeil.

l'emploi suffisamment prolongé de ce topique , la réduction est généralement possible et l'incision presque toujours inutile. » M. Mignot fait des onctions toutes les heures sur les parties affectées avec une pommade composée de 30 gram. de cérat simple , de 12 gram. d'extrait de belladone, et d'une suffisante quantité d'eau distillée.

Je fis cesser en quelques jours l'inflammation et l'étroitesse du prépuce chez un jeune homme de dix-huit ans , atteint d'une gonorrhée , en faisant baigner la verge pendant une demi-heure matin et soir dans une forte décoction tiède de feuilles de belladone. Dans un cas de paraphimosis porté à un haut degré , avec inflammation et gonflement considérable du gland qui rendaient toute manœuvre de réduction impossible , j'obtins un soulagement presque immédiat , la résolution et enfin la guérison en quelques jours , au moyen de l'application souvent répétée de suc frais de feuilles de belladone mêlé avec autant d'eau tiède.

CONSTRICTION SPASMODIQUE ET RIGIDITÉ DU COL UTÉRIN. — Lorsque le col utérin résiste spasmodiquement aux violentes et longues contractions de la matrice , on l'enduit , pour le dilater, avec l'extrait de belladone. Le professeur Chaussier, qui le premier eut recours à ce moyen , portait sur le col de l'utérus , à l'aide d'une seringue ayant une large canule, 8 gram. d'une pommade composée de 60 gram. de cérat ou d'axonge, de 60 gram. d'eau distillée et de 8 gram. d'extrait de belladone.—Aux observations de Chaussier vinrent se joindre plusieurs faits recueillis par Blackett (Roques , *Phyt.* t. ɪ, p. 505). Toutefois , ce dernier vit, dans un cas, ce médicament produire à la fois la dilatation et la paralysie de la matrice. Ce résultat est d'autant plus rare que les contractions du corps de cet organe sont plus violentes , et la résistance de son col plus grande. Si , en même temps que la belladone fait cesser la rigidité de cette dernière partie, les contractions du corps de l'utérus diminuent et deviennent insuffisantes ou nulles , on leur rend toute leur énergie en administrant le seigle ergoté. Tout médecin ami de la science et de l'humanité doit s'incliner devant le triomphe du concours vers un même but, de ces deux substances de nature opposée , et aussi merveilleuses qu'inexplicables dans leur action. — Beaucoup d'accoucheurs ont dû l'avantage de voir le col utérin se dilater dans des cas de constriction contre lesquels on n'employait autrefois que la saignée, les bains, les injections mucilagineuses, etc., moyens d'une action lente et incertaine. — Mandt (*Rust's Magazin* , t. xix , p. 350), Conquest, chirurgien de Londres (*London med. repository*, mars 1828), le docteur Carré , chirurgien de l'hôpital militaire de Briançon , etc. (*Journ. de méd. et de chir. prat.*, juillet 1833) ont retiré les plus grands avantages de ce moyen dans les cas dont il s'agit.— Le docteur Gouvion (*Journ. de méd. et de chir. prat.*, janv. 1833) est parvenu, à l'aide de frictions faites avec l'extrait de belladone sur un col utérin squirreux en plusieurs points , à le dilater assez pour livrer passage à un fœtus. Si l'on n'obtient pas toujours des résultats avantageux de ce médicament , cela tient , selon M. Delmas (*Union méd.*, 1852), à la manière de l'appliquer, qui consiste à le porter sur le col de l'utérus au moyen de l'extrémité du doigt; il faut pratiquer des injections au fond du vagin avec la solution aqueuse chaude de cet extrait.—Mandt faisait simultanément des frictions sur le col utérin avec une pommade analogue à celle de Chaussier, mais il pratiquait aussi des injections avec l'infusion des feuilles de belladone, et appliquait sur le ventre des cataplasmes préparés avec la même plante.

J'ai eu plusieurs fois occasion d'employer la pommade de belladone dans le cas de rigidité spasmodique du col utérin pendant l'accouchement. L'effet en a été prompt et satisfaisant. Une fois j'ai introduit de cette pommade dans l'utérus pour faire cesser le resserrement partiel de cet organe, produisant l'enchatonnement du placenta ; mais je ne puis assurer que la dilatation n'eût pas eu lieu sans cela, ainsi qu'on l'observe fréquemment quand on attend quelques minutes, et que l'on sollicite les contractions générales de la matrice par des frictions sur l'hypogastre. Dans un cas de procidence du cordon ombilical chez une jeune femme primipare, dont le col utérin effacé, mais résistant, épais, douloureux, avait trois à quatre centimètres d'ouverture, j'ai pu obtenir en très-peu de temps, au moyen d'onctions faites avec le doigt, entre la matrice et la tête de l'enfant, une dilatation qui me permit d'employer le forceps et de sauver l'enfant.

Dans certaines douleurs utérines qui dépendent de la rétention des menstrues, MM. Trousseau et Pidoux (*loc. cit.*) obtiennent des effets avantageux de l'application extérieure de la belladone. — M. Bretonneau, qui attribue ces douleurs à la rigidité du col utérin s'opposant à l'écoulement menstruel, emploie avec succès l'extrait de la même plante porté sur cette partie. — M. Rousseau (*Revue de thérap. méd.-chir.*, 1853, p. 24) se sert, dans les douleurs névralgiques de l'utérus, les métrites douloureuses ; etc., d'un topique composé de 0,10 d'extrait alcoolique de belladone, de 0,05 d'opium. Ce mélange est placé au milieu d'un plumasseau de charpie ; on noue celui-ci d'un fil, et on l'introduit dans le vagin jusqu'au col de l'utérus. On le laisse en place pendant vingt-quatre heures. Dans les métrites douloureuses accompagnées de leucorrhée, on y ajoute 30 centigram. de tannin. — M. Bérard (*Journ. de méd. et de chir. prat.*, art. 2640) cite un cas de constriction douloureuse de la vulve, analogue à celle du sphincter de l'anus dans la fissure, et qui s'opposait à l'acte du mariage. M. Bérard prescrivit d'introduire dans le vagin des mèches de plus en plus grosses, enduites de pommade de belladone. On faisait en outre des injections à l'entrée du vagin avec la solution de ratanhia. Il ne fallut que trois semaines pour dissiper cette constriction douloureuse. — Le docteur Mestler, de Schelestadt (*Gaz. méd. de Strasbourg*), considérant le rétrécissement du col utérin comme une cause fréquente de stérilité, propose, pour y remédier, la dilatation au moyen d'une éponge enduite de pommade de belladone. Cette opinion n'est pas dénuée de fondement. J'ai eu l'occasion de mettre ce moyen en pratique, non pour remédier à l'étroitesse de l'orifice utérin, mais pour combattre l'extrême irritabilité de cette partie, que je considérais comme la cause de la stérilité chez une jeune femme mariée depuis quatre ans. Comme chaque mois il y avait pléthore locale et dysménorrhée, je prescrivis en outre, deux ou trois jours avant l'époque menstruelle, une saignée du bras de 500 grammes, l'usage des bains tièdes généraux, et une grande modération dans le coït. Cette jeune femme devint enceinte après un mois de ce traitement. — J'ai fait cesser des douleurs utérines très-intenses, suite d'un effort et annonçant un avortement presque inévitable, au moyen de la pommade de belladone appliquée à plusieurs reprises sur le col utérin.

INFLAMMATIONS. — D'après Rasori, Borda, Thomasini, Rogneta, Giacomini, etc., la belladone ne serait efficace que dans les affections à fond hypersthénique, c'est-à-dire dans celles où le traitement antiphlogistique est indiqué. Ils la regardent comme un puissant auxiliaire de la saignée. Selon le docteur Rogneta, des maladies inflammatoires très-graves ont été traitées en Italie uniquement par la belladone. Bien qu'un grand nombre de faits aient été publiés à l'appui de cette manière de voir, les médecins français sont loin de l'avoir adoptée sans restriction. Dans les phlegmasies superficielles, dans celles des organes doués d'une vive sensibilité, où l'élément douleur domine, il est incontestable que la belladone peut être d'une grande utilité, *quod sedat curat* ; mais alors c'est plus ordinairement à l'extérieur qu'à l'intérieur qu'on l'emploie. Au reste, l'idée d'opposer la belladone aux phlegmasies n'est pas nouvelle. On trouve dans Tragus le passage suivant : « *Herba hujus solani una cum flore, et fructu suo maturo, in fine maii distillata, omnis gencris internis ardoribus et inflammationibus præsentissimo est remedio, si singulis vicibus mensura II aut III cochlearium ea aqua bibatur, et foris etiam linteolis lineis excepta imponatur.* (Hieronymi Tragi, de stirpium maxime earum, quæ in germania nostra nascuntur, etc., t. I, p. 305, 1532.)

SCARLATINE. — C'est à Hahnemann (*Traitement prophylact. de la scarlat.*, Gotha, 1801) que l'on doit la découverte de la propriété prophylactique de la belladone contre la scarlatine. Ce médecin ayant remarqué, après l'administration à l'intérieur de petites doses de belladone, l'apparition sur la peau de plaques rouges analogues à celles de la scarlatine, en a conclu, d'après la loi homœopathique des semblables, qu'elle devait être un préservatif de cette maladie. Il faisait prendre deux ou trois cuillerées par jour du mélange de 10 centigr. d'extrait de belladone dans 500 gram. d'eau. — En 1808, une épidémie de scarlatine exerçait ses ravages dans le baillage de Hilschenbach. Déjà un grand nombre de personnes en étaient mortes. Schenck (*Journ. de Hufeland*, mai 1812) fit prendre le préservatif de Hahnemann à 525 personnes. Sur ce nombre 522 furent préservées. — Hufeland (*ibid.*) dit que dans une épidémie des plus violentes, tous ceux qui ont fait usage de la belladone en furent préservés. « Pour prévenir la scarlatine, dit ce célèbre praticien (*Man. de méd. prat.*, 2ᵉ édit., p. 426), on a, d'après les conseils de Hahnemann, employé la belladone à très-petites doses, et l'expérience a constaté l'utilité de ce moyen dans le plus grand nombre des cas.... On fait dissoudre 5 centigr. d'extrait de belladone bien préparé dans 15 gram. d'eau de canelle, et l'on donne 5 gouttes par jour de la liqueur aux enfants de trois ans, en ajoutant une goutte par chaque année d'âge. » — Murbeck (*Journ. de Hufeland*, 1820, 1825) affirme avoir employé la belladone comme moyen préservatif de la scarlatine pendant sept ans avec un succès constant. — Sur 195 enfants auxquels Berndt (*ibid.*, juillet 1820) administra l'extrait de belladone, à la dose de 10 centigr. en solution dans 30 grammes d'eau de canelle, 14 seulement contractèrent la maladie. D'autre part, une solution de 15 centigr. du même médicament, administrée à un grand nombre d'enfants soumis aux mêmes influences, les préserva tous sans exception. Berndt donnait ces deux préparations à la dose de deux ou trois gouttes matin et soir aux enfants de deux ans, et augmentait d'autant de gouttes que l'enfant avait d'années de plus, jusqu'à ce qu'il fût arrivé à douze gouttes, maximum de la dose.—Gumpert (*ibid.*), sur 84 sujets soumis à la belladone, n'en a eu que deux atteints de scarlatine.—Ibrélisle, médecin à Metz (*Bull. de la Soc. méd. d'émulat.*, avril 1823) a vu la belladone préserver douze enfants de la scarlatine ; tandis que 206 autres enfants, au milieu desquels ils vivaient et auxquels le préservatif n'avait point été administré, contractèrent la maladie.—Le docteur Dusterberg, de Warbourg (*Rev. méd.*, 1824, t. II, p. 371), qui regarde la belladone comme un remède préservatif aussi efficace contre la scarlatine que la vaccine l'est contre la variole, a fait une expérience concluante. Dans chaque famille où il était appelé, il prescrivait la belladone à tous les enfants, à l'exception d'un seul : tous ceux qui ne firent point usage du préservatif, furent atteints de la maladie. — Sur cent trente-deux individus auxquels le docteur Wolf (*Algem. Kunst. en Letterbode*, 1824) fit prendre l'extrait de belladone d'après la méthode de Berndt, six seulement contractèrent la scarlatine, qui régnait épidémiquement. — Vers le même temps, Zeuc (*ibid.*), en Tyrol, recueillait, à l'hospice des enfants militaires de Hall, les faits les plus concluants en faveur des propriétés préservatives de la belladone : vingt-trois enfants sur quatre-vingt-quatre étaient atteints de la scarlatine ; la belladone fut donnée pendant vingt-quatre jours aux soixante-un restants, qui n'avaient point encore contracté la maladie ; tous échappèrent à la contagion, à l'exception d'un seul. —

La scarlatine s'étant déclarée dans l'institution Frédéric, qui se compose de soixante-dix enfants, M. Kunstmann, médecin de cet établissement (*Journ. de Hufeland*, nov. 1825), après avoir séparé les malades de ceux qui ne l'étaient point, fit administrer la belladone à ces derniers, qui furent tous préservés de la contagion. — Sur quatre-vingt-quatorze enfants auxquels le docteur Genecki (*ibid.*) administra la belladone, huit seulement contractèrent la maladie. — En 1825, le docteur Maisier, de Burg, dans une épidémie de scarlatine (*Journ. des progrès*, t. I, p. 242), préserva cent soixante-dix enfants de la maladie, en leur administrant la belladone. L'épidémie cessa dès lors dans cette localité, pour faire des progrès dans un village voisin, où l'on avait négligé l'emploi du préservatif.—Sur deux cent quarante-sept personnes auxquelles le docteur Velsen, de Clèves (*Journ. complém. du Dict. des Sc. méd.*, t. XXVIII, p. 370), administra l'extrait de belladone pendant une épidémie, treize seulement eurent la scarlatine, mais très-faiblement. « Révoquer en doute, dit ce médecin, la vertu prophylactique de la belladone, serait refuser de voir ayant les yeux ouverts ; mais ce serait offenser la vérité que de prétendre qu'elle s'exerce dans tous les cas et dans toutes les circonstances. » Velsen prescrivait 10 centigr. d'extrait dissous dans 60 gr. d'eau et 8 gram. d'alcool, dont il administrait 5, 10, 15 et jusqu'à 20 gouttes deux fois par jour, suivant l'âge. — Dans une épidémie scarlatineuse dont Biett (Cazenave et Schedel, *Abrégé prat. des malad. de la peau*, p. 46) fut témoin, et qui exerça ses ravages dans une vallée de la Suisse, tous ceux qui firent usage de la belladone furent préservés. Cet habile dermatologue affirme que la maladie est toujours simple, bénigne et de peu de durée chez le petit nombre de ceux qui la contractent malgré l'usage de la belladone.— Le docteur Schmidtmann (Summa, *Observ. méd.*, t. IV, p. 277), Jutmann (*Bull. des Sc. méd. de Férussac*, 1831), Hilesmkamp (*Journ. de Hufeland*), Sazimot (*The London med. and phys.*, t. VI, p. 361), Guersant et Delens, etc., (Bouchardat, ann. 1844), ont constaté par des observations concluantes la vertu de la belladone dans le traitement prophylactique de la scarlatine. Mais le médecin qui a fourni en faveur de cette propriété les preuves les plus incontestables, est M. Stiévenart (Bouchardat, ann. 1845. p. 33). Dans une commune des environs de Valenciennes, où l'épidémie avait déjà fait quatre-vingt-seize victimes, il fit prendre ce préservatif à quatre cents individus, et tous, sans exception, furent à l'abri de la contagion. D'autres personnes, qui habitaient la même localité et qui étaient soumises aux mêmes influences, n'eurent point recours au préservatif et contractèrent la maladie. M. Stiévenart emploie la teinture de belladone à la dose de deux gouttes par jour dans une potion, pour les enfants d'un à trois ans, à celle de trois gouttes pour ceux de trois à six ans ; passé cet âge, il augmente d'une goutte par chaque année.

Pendant une épidémie de scarlatine qui régna à Calais en 1823, j'étais chargé, comme médecin du bureau de bienfaisance, de soigner vingt-cinq familles indigentes agglomérées dans une ancienne caserne. J'administrai moi-même la teinture de belladone à soixante enfants : tous furent préservés, à l'exception d'un seul qui fut faiblement atteint. Il est à remarquer que ces enfants couchaient pêle-mêle avec les malades atteints de scarlatine.

Malgré tous les faits que nous venons de citer, on a contesté à la belladone sa vertu préservatrice. Joseph Franck lui refuse cette propriété par la seule raison qu'elle émane de l'homœopathie. « Je n'ai point employé la belladone, dit-il, comme moyen prophylactique contre la scarlatine, parce que le sens commun s'opposait à ce que je me servisse de ce remède aux doses minimes et ridicules de Hahnemann. » — Giacomini regarde comme douteuse la propriété préservatrice de cette plante ; il se fonde sur ce qu'on ne pourrait pas s'assurer, selon lui, que les enfants qui ne furent pas atteints de la scarlatine en prenant le médicament, l'auraient été en ne le prenant pas. D'après ce raisonnement, toute expérimentation devient inutile, et la vaccine même eût été rejetée par Jenner. — Souvenons-nous que Dupuytren ne voulut jamais, malgré l'évidence, admettre les propriétés obstétricales du seigle ergoté, et que Magendie se prononça *à priori* et irrévocablement contre l'emploi du chloroforme. — « Quelque imposantes que soient les autorités qui vantent la vertu prophylactique de la belladone dans le cas qui nous occupe, disent MM. Trousseau et Pidoux, nous avouerons que nous ne pouvons que rester dans le doute, attendu que nous ne savons jusqu'à quel point les praticiens, dont nous récusons ici presque entièrement les conclusions, avaient justement apprécié tous les effets des influences épidémiques. »

Eh quoi ! il s'agit d'un moyen simple qui peut rendre les plus éminents services, et, avant de récuser *presque* entièrement les conclusions de praticiens éclairés et de bonne foi qui ont vu, MM. Trousseau et Pidoux ne veulent pas voir, ne cherchent pas à s'éclairer, à se convaincre par l'observation ? et pourtant, thérapeutistes consommés, est-ce là la marche qu'ils suivent habituellement dans la recherche des vérités pratiques qui distinguent leurs travaux ? Non, bien certainement. Ils réfutent eux-mêmes, par l'expérience qu'ils invoquent tous les jours contre des raisonnements que rien ne justifie, l'opinion qu'ils ont si légèrement émise sur la vertu prophylactique de la belladone. *In medicina majorem vim habet experientia quàm ratio.* (Baglivi.)

Mais voici des objections plus sérieuses. Raminski (*Rust. Magaz.*, t. xxiii) affirme avoir eu de trop fréquentes occasions d'observer les mauvais effets de la belladone pour croire à sa vertu préservatrice.—Lehmann (*ibid.*), dans une épidémie de scarlatine qui régna à Torgau en 1825, ne put obtenir le moindre avantage de l'emploi de ce médicament. — Les observations de Teuffel (*Ann. für die Ges.*, Helh, 1828) viennent à l'appui de celles de Lehmann. Ce sont là des faits exceptionnels qui ne peuvent en rien détruire les faits bien plus nombreux qu'on leur oppose. On peut encore se demander si le médicament était bien préparé, s'il n'avait pas perdu sa vertu par la vétusté, si les enfants l'ont régulièrement pris.....

La belladone a été aussi employée comme moyen curatif dans la scarlatine. M. Barthez (*Journ. de med. et de chir. prat.*, nov. 1835) a eu recours à la fumée des feuilles de cette plante dans une épidémie de scarlatine accompagnée de bronchite. Ce moyen, qu'il faisait toujours précéder d'émissions sanguines abondantes, lui a été très-avantageux.

ÉRYSIPÈLE.—Bock (Tragus), *New Kraeuterbuch, vom Unterscheide, etc.*, Strasbourg, 1572), qui, à l'époque de la renaissance des lettres, eut le mérite de donner à la botanique une impulsion nouvelle, parle de l'utilité des feuilles de belladone employées à l'extérieur pour combattre l'érysipèle. — Les docteurs Gauneau et Mériot (*Abeille méd.*, 1850) ont employé avec succès, dans cette phlegmasie, des frictions sur la partie malade, trois ou quatre fois par jour, avec une pommade composée de 3,00 d'extrait de belladone et de 20,00 d'axonge. Ils considèrent ce traitement comme supérieur à tous ceux employés jusqu'à ce jour. — Chevalier (*The London med. and physic. Journ.*, 1820, p. 403) dit avoir obtenu de bons effets de la pommade de belladone dans la même affection.

La propriété que possède la belladone de produire, dans certains cas, une éruption analogue à l'érysipèle, a suggéré l'idée à M. Yvaren de l'employer dans cette maladie. Il cite le cas d'un érysipèle des nouveau-nés, guéri au moyen de la teinture de belladone administrée à la dose d'une à deux gouttes dans la journée, en solution dans 100 gram. d'eau, dont le malade prenait une cuillerée chaque heure (Bouchardat, *Ann. de thérap.*, 1849).

PHLEGMASIE DES MEMBRANES SÉREUSES. — Dans un cas *d'ascite aiguë* survenue chez une jeune fille de treize ans, à la suite d'une diarrhée brusquement supprimée, M. Trousseau (*Journ. de méd. et de chirur. prat.*, 1855, p. 205) se plaçant au point de vue d'une phlegmasie très-superficielle, sécrétoire et douloureuse de la membrane séreuse abdominale, s'adressa à l'élément douleur pour abattre l'inflammation et l'hypersécrétion. Le ventre fut couvert de cataplasmes arrosés avec une mixture composée de parties égales d'extrait de belladone, d'extrait d'opium et d'une suffisante quantité d'eau pour donner à ce mélange la consistance de sirop. En même temps, on administra le calomel à doses fractionnées. Bientôt les douleurs s'appaisèrent, et au bout de dix jours l'épanchement séreux avait entièrement disparu ; mais l'absorption de la belladone avait produit une paralysie temporaire de la vessie, avec rétention d'urine.

J'ai calmé très-promptement une douleur pleurétique intense, et qui avait résisté à une saignée copieuse du bras et à une ample application de sangsues, au moyen d'un cataplasme de décoction de feuilles de belladone et de mie de pain. Ce moyen convient surtout dans les cas où la douleur est disproportionnée à l'inflammation et s'entretient par un état nerveux toujours facile à reconnaître. Ne pourrait-on pas employer avec avantage cette médication pour appaiser les douleurs aiguës de la méningite tuberculeuse ? Des onctions avec la pommade de belladone et l'onguent mercuriel combattraient à la fois l'élément douleur et l'élément inflammatoire.— Barbier (*Mat. méd.*, t. III, p. 442) pense que cette plante est contre-indiquée quand il y a de l'irritation ou de la phlogose sur quelque point de l'encéphale, et qu'elle augmente les accidents quand on l'administre dans l'arachnoïdite, la cérébrite partielle, etc. Nous ne partageons pas cette opinion, qui, d'ailleurs, n'est appuyée sur aucun fait.—Rilliet et Barthez (*Trait. clin. et prat. des mal. des enfants*, t. I, p. 191) pensent que la belladone pourrait être très-utilement employée dans le traitement de la laryngite spasmodique, et qu'on pourrait la substituer au musc et à l'assa-fœtida dans les cas graves ou lorsque les accès sont fréquemment répétés. — Un médecin hongrois, M. Popper (*Ann. méd. de la Flandre occident.*, 1856), se fondant sur plus de cinq cents observations, affirme qu'il n'est pas de meilleur remède contre l'angine tonsillaire que la teinture de belladone administrée en potion. Ce médicament, qui, du reste, ne convient ni dans l'angine diphthérique ni dans celle qui est de nature syphilitique, produit si rapidement l'effet désiré, que le plus souvent la guérison ne se fait pas attendre au-delà de vingt-quatre heures !...

DYSENTERIE.— Le sirop préparé avec les baies de belladone, à la dose d'une petite cuillerée, a offert à Gesner un moyen rapide de guérison dans une épidémie de dysenterie. « *Ut vel ligulæ, aut cochlearis parvi mensura somnum inferat, fluxiones sistat, dolores tollat, dyssenteriam curet ; gratus est plane, sed cavendum ne ampliùs detur.* » (*Epist.*, lib. I, fol. 34.)

BLENNORRHAGIE.—Le docteur Blackett (*The London med. repository*, 1823) conseille, surtout dans la blennorrhagie cordée, les frictions sur le canal de l'urètre avec l'extrait de belladone. J'ai plusieurs fois employé ce moyen avec succès. On peut administrer concurremment à l'intérieur la lupuline, dont les effets anaphrodisiaques ont été récemment constatés.

OPHTALMIE. — *Voyez plus bas* AFFECTIONS OCULAIRES.

PNEUMONIE. — M. le docteur de Larue, de Bergerac (*Rev. de thép. méd.-chir.*, t. II, 1854, p. 8), rapporte une observation de pneumonie au troisième degré et annonçant une fin prochaine, dans laquelle 15 centigr. d'extrait de belladone en solution dans 10 gram. de sirop, administrés en une *seule fois*, a produit des effets prodigieux. « Variable selon l'exigence des cas, dit M. de Larue, *notre nouvelle méthode de traitement* est, comme toutes les médications héroïques, décisive, d'une pratique généralement difficile, par fois périlleuse. » Cette observation a pour épigraphe : *La hardiesse est quelquefois une sage prudence.*— M. le d' Delchiappa (*Mem. intorno la vita di Borda*) cite l'observation d'une pneumonie chez un berger robuste, âgé de seize ans. On prescrit 30 centigr. de racine de belladone dans du sucre, divisés en six paquets (un toutes les deux heures) ; le soir, le pouls a baissé considérablement, les symptômes thoraciques ont beaucoup diminué ; pupilles dilatées, vertiges. Le lendemain, 10 centig. du médicament toutes les deux heures ; sueurs abondantes, peau douce, chaleur modérée, diminution considérable de la douleur thoracique et de la toux. Nuages oculaires. Continuation du médicament pendant cinq jours. Peu de jours après, convalescence, guérison.

PANARIS, BRULURE, ENGELURE, DARTRES, CONTUSIONS. — M. Debreyne (*Thér. appl.*) dit avoir guéri en deux ou trois jours des panaris très-graves, par l'application d'une pommade composée de deux parties d'onguent napolitain, d'une partie d'opium et d'extrait de belladone. La partie malade est recouverte avec cette pommade, et toutes les heures on fait des frictions pour favoriser l'absorption. J'ai souvent employé le mélange d'onguent mercuriel et de pommade de belladone pour arrêter le panaris à son début, et j'ai presque toujours réussi. Le cataplasme de feuilles fraîches de belladone calme très-promptement la douleur et produit le même effet. Le docteur Groenendals a employé avec succès dans les mêmes cas les cataplasmes de mie de pain et d'extrait de belladone.

La décoction, le suc étendu dans l'eau, l'extrait délayé, appliqués sur une *brûlure* du premier degré, calment promptement la douleur et préviennent l'inflammation. Mais ces applications ne sont pas sans danger sur les surfaces dénudées, à cause de l'absorption du médicament. Dans les *engelures* non ulcérées ces topiques sont très-efficaces.

Chevalier (*The London med. and phys. Journ.*, 1826) a guéri en huit à quinze jours, au moyen de l'application de la pommade de belladone (à parties égales d'axonge et d'extrait), des affections cutanées invétérées.—Si l'on en croit Theden et Schak (Szerlecki, *Dict. cit.*) la belladone en poudre, donnée à l'intérieur, serait un remède efficace contre certaines espèces de dartres qu'il appelle dartres malignes. Il n'est pas de praticien qui n'ait observé toute l'influence de la surexcitation du système nerveux dans la production des affections cutanées.— Le docteur Gaglia a vu des contusions très-fortes, avec douleurs intenses, céder à des onctions de pommade de belladone. En pareil cas, j'ai souvent prévenu l'inflammation et le gonflement par l'application des feuilles fraîches de belladone, ou, à défaut de celles-ci, de cataplasmes faits avec la décoction des mêmes feuilles sèches et la mie de pain.

HÉMORRHAGIES.—HÉMOPTYSIE.—Dans sept cas d'hémoptysie que le docteur Schvœder (*Abeille méd.*, 1844, p. 109) a eu occasion de traiter, l'hémorrhagie s'est presque toujours arrêtée immédiatement après l'emploi de fumigations de feuilles de belladone incisées finement (4 gram. jetés sur des charbons ardents) et que l'on fait respirer au malade.—Le docteur de Cigalla, médecin du roi de Grèce (*ibid.*, 1845, p. 211); a arrêté plusieurs fois l'hémoptysie en faisant fumer à ses malades le mélange de feuilles de belladone, de feuilles de digitale et de fleurs de pavot. Ce médecin prétend aussi avoir guéri des phthisiques par le même moyen ! — M. Dubois, de Tournay (*Journ. de la Soc. de méd. de Gand*, 1852, p 40), a fait promptement cesser un crachement de sang très-abondant chez un sujet d'une constitution grêle, à poitrine étroite, en lui faisant fumer trois ou quatre pipes par jour de feuilles de belladone.

HÉMATÉMÈSE. — Camerer (*Bull. de Sc. méd.*, Férussac, t. v, p. 55) a recommandé l'usage de la belladone dans cette espèce d'hémorrhagie. Dans le but de diminuer la grande irritabilité de l'estomac, le professeur Schœhlin, de Berlin (*Annali univ. di med.*, avril 1845), conseille aussi l'emploi de la belladone dans l'hématémèse.

MÉTRORRHAGIE. — M. Dubois, de Tournay (*Journ. de la Soc. de méd. de Gand*, 1852, p. 40), rapporte l'observation d'une métrorrhagie abondante, ayant quinze jours de durée, avec douleurs gravatives dans les lombes, pâleur, affaiblissement, contre laquelle on avait inutilement employé le ratanhia, et qui diminua au moins des trois quarts dès le second jour de la médication suivante : Frictions sur la région utérine avec la pommade de belladone (15 gram. pour 30 d'axonge) ; potion composée de 10 centigr. de belladone et de 120 gram. d'eau distillée de laitue, à prendre par cuillerées. L'infusion de sauge (30 gram. pour 1 kilog. d'eau) fit disparaître entièrement cette hémorrhagie, restée stationnaire à un faible degré, malgré l'usage de la belladone. « Une autre femme, de quarante-cinq ans, dit M. Dubois (*loc. cit.*), était réduite à un état de faiblesse extrême, par suite d'une métrorrhagie abondante qui durait depuis trois semaines. Soumise au même traitement que la malade de l'observation précédente, l'hémorrhagie s'arrêta complètement dès le second jour de son emploi. »

FIÈVRES. — FIÈVRES INTERMITTENTES SIMPLES. — Quand la fièvre intermittente renaît sans cesse après l'usage devenu inutile des préparations de quinquina, ce qui arrive particulièrement aux quartes, Hufeland (*Man. de méd. prat.*, 2ᵉ édit., p. 121) recommande la belladone à la dose de 15 à 20 cent. par jour. — Le docteur Stosch (*Casper Vochensehr*, 1835) a reconnu son efficacité dans ces circonstances. — Nepple (*Trait. sur les fièvres rémit. et interm.*) vante l'extrait de belladone, à la dose de 20 à 50 centig., contre les fièvres intermittentes névralgiques. — Les docteurs Isensée et Romberg (*Schmidt Jahrb.*, 1836-1837) se servent avec avantage de la formule suivante dans le traitement de la fièvre intermittente : Sulfate de quinine, 2 gram. 50 centig. ; extrait aqueux de belladone, 10 centig. ; extrait de ménianthe, q. s. pour 20 pilules, dont on prend une toutes les trois heures. Ces pilules, suivant le docteur Isensée, réussissent neuf fois sur dix dans toute espèce de fièvre intermittente. — M. le Dʳ Perrin (*Bull. de la Soc. de méd. de la Sarthe*, 1852) a employé ces pilules avec le même avantage, mais en doublant la dose d'extrait de belladone. Voici sa formule : Sulfate de quinine, 2 gram. ; extrait de belladone, 20 centig. ; faire 20 pilules. La première pilule est prise immédiatement après le premier accès, et les suivantes de quatre heures en quatre heures, jusqu'à concurrence de trois pilules en vingt-quatre heures seulement. Les malades restent ainsi placés pendant près de sept jours sous l'influence de la médication ; et comme l'ingestion des six premières pilules est suivie presque toujours de la disparition des accès, il en résulte que les quatorze pilules restantes, qui sont prises les jours suivants, toujours au nombre de trois, matin, midi et soir, préviennent le retour de la fièvre. Le sulfate de quinine, comme on le voit, n'intervient ici que dans des proportions vraiment économiques.

FIÈVRES INTERMITTENTES PERNICIEUSES. — Dans un cas de fièvre intermittente pernicieuse avec délire et douleur atroce à la région frontale, et dont les trois premiers accès avaient été exaspérés par le sulfate de quinine, le docteur Ducros, de Marseille (*Rap. des trav. de l'Acad. de Marseille*, 1827), fit cesser le quatrième par l'administration de 60 centigr. d'extrait de belladone dans l'intermission. Le malade, exposé de nouveau aux effluves marécageux des bords du Rhône , fut repris de la même maladie, et guérit par le même moyen.

Dans la fièvre pernicieuse cholérique que j'ai eu souvent l'occasion d'observer pendant les chaleurs de l'été dans les marais du Calaisis , l'opium à l'intérieur et la belladone appliquée à l'épigastre faisaient presque toujours cesser les vomissements et les évacuations alvines qui avaient lieu pendant l'accès.

Fièvres continues. — Le docteur Graves (*Dublin Journal* , juillet 1838) considère la belladone comme un remède efficace dans certaines fièvres ataxiques accompagnées de rétrécissement de la pupille. L'action de la belladone semble justifier cette opinion.

AFFECTIONS OCULAIRES.— Phlegmasies. — L'emploi de la belladone dans

l'*ophtalmie* n'est pas nouveau. Tragus (*De stirp. maximè earum quæ in Germ.*, etc., t. i, p. 306) en parle ainsi : « *Succus albumine ovi temperatus oculis impositus, inflammationes eorum tollit.* » — Vicat (*Mat. méd. tirée de Haller*, 1776, t. i, p. 180) dit que depuis longtemps Welsh avait recommandé cette plante contre les phlegmasies de l'œil.—Dans les ophtalmies accompagnées d'une grande sensibilité de l'œil , le docteur Blackett (*Nouv. bibliot. méd.*, t. vii) a obtenu un prompt soulagement par l'usage du collyre suivant employé en lotions : Teinture de belladone, 4 gram. ; eau de roses , 250 gr.; acide acétique, 8 gram.—Kluyskens (*Mat. méd. prat.*, t. i, p. 65) a employé avec succès les fomentations préparées avec les feuilles de belladone dans l'irritabilité des yeux chez les enfants à la suite de l'ophtalmie , ainsi que la teinture délayée de cette plante (*Dissert. sur l'ophtalmie contag. des Pays-Bas*, p. 96) dans l'ophtalmie contagieuse accompagnée ou suivie de cette même irritabilité. — Dans certaines ophtalmies dont le symptôme le plus saillant est la photophobie avec larmoiement abondant, Lisfranc faisait pratiquer des frictions sur les tempes et derrière les oreilles avec 4 gram. d'extrait de belladone délayé dans un peu d'eau. Quelquefois il faisait instiller dans l'œil une solution de 5 à 10 cent. de cet extrait dans 120 gram. d'eau distillée de rose ou de plantain. Ce traitement, que Dupuytren employait déjà depuis longtemps , a réussi dans beaucoup d'ophtalmies qui avaient résisté aux moyens ordinairement mis en usage. — Les lotions faites avec une faible infusion de jusquiame ou de belladone sont préconisées par le professeur Jungken , de Berlin (*Mém. sur l'ophtalmie qui règne dans l'armée belge* , p. 23), contre l'ophtalmie militaire avec irritabilité extrême des yeux.— M. Sichel (*Trait. de l'ophtalmie*, p. 46) considère les antiphlogistiques et les frictions faites avec l'extrait de belladone, quatre à huit fois par jour, sur le front, la région sus-orbitaire , les pommettes , les tempes , comme les moyens les plus efficaces contre la photophobie. Quand le mal résiste , il y joint l'emploi de la belladone à l'intérieur.— Un enfant scrofuleux devint photophobe à tel point qu'il ne put supporter la lumière sans jeter les hauts cris. Le docteur Arnott (*London med. gaz.*, avril 1839) fit instiller deux ou trois fois par jour une solution d'extrait de belladone entre les paupières. Au bout de quarante-huit heures l'enfant ouvrit les yeux, et guérit bientôt complètement.— Une ophtalmie violente , avec rétrécissement considérable de la pupille , avait résisté pendant trois mois à tous les moyens employés. M. Mandeville (Roques , *Phytogr. méd.*, t. i, p. 498) la voit céder en quinze jours à l'usage de l'extrait de belladone administré à l'intérieur à la dose d'un sixième de grain par jour, et à l'instillation dans l'œil , en même temps, de quelques gouttes de la décoction de la plante. — Quand l'ophtalmie est accompagnée de *photophobie* , M. Desmarres fait pratiquer cinq ou six frictions par jour, sur le front et sur les tempes , avec gros comme une noisette d'une pommade composée de : Miel blanc , 10 gram. ; d'extrait de belladone , 5 gram. ; de mercure, 5 gram.— Le docteur Ammon, de Berlin (Bouchardat, *Ann. de thérap.*, 1844, p. 12) emploie le collyre suivant dans l'*ophtalmie des nouveau-nés :* Extrait de belladone, 30 cent.; eau chlorurée, 10 gouttes; eau distillée, 120 grammes. On applique sur les paupières, tous les quarts d'heure ou toutes les demi-heures, une éponge imbibée de cette solution tiède.— « Dans les ophtalmies des enfants, qui s'accompagnent si souvent d'*iritis*, l'emploi simultané du calomel à doses fractionnées, et de la belladone appliquée en frictions autour de l'orbite, rend les plus utiles services. La belladone, toutefois, doit être continuée aussi longtemps que l'œil reste sensible à la lumière. » (MM. Trousseau et Pidoux, *loc. cit.*, t. i, p. 70.)

Le docteur Cade (*Thèse sur les ophtalmies spéciales*, 1837) remédie à la photophobie qui a lieu dans la *sclérotite*, et qui, selon lui, est due au tiraillement du ligament ciliaire congestionné et irrité, en instillant entre les paupières quelques gouttes d'une solution d'extrait de belladone.

Dans tous les cas où la sensibilité de l'œil est exaltée, soit par l'*iritis* ou la *rétinite*, soit par une irritation purement nerveuse ou une excessive sensibilité du malade, soit enfin par un vice scrofuleux déterminant une véritable photophobie, M. Debreyne (*Thérap. appl.*, p. 71) fait laver les yeux quatre ou cinq fois par jour avec une solution de 2 gr. d'extrait de belladone dans 125 gram. d'eau de roses.— Dans l'*iritis*, la belladone, suivant M. Debreyne (*Journ. de la Soc. de méd. de Gand*, 1853, p. 136), ne convient qu'après la cessation des phénomènes inflammatoires, ou du moins quand ils sont à leur déclin.— Gerhard (*Abeille méd.*, octobre 1851) pense aussi que ce médicament a des inconvénients réels dans la période aiguë de l'iritis, et qu'elle est impuissante à combattre les contractions morbides de l'iris. Il ne faut, selon lui, avoir recours à la belladone que lorsque cette période est passée.— « Dans les ophtalmies internes (*iritis, choroïdite, rétinite, hypopion*, etc.) je ne connais pas, dit Rogneta, après la saignée, de remède qui agisse plus salutairement et plus efficacement que la belladone contre ces maladies. » (*Gaz. méd.*, septembre 1838).— Suivant M. Velpeau (*Dict. de méd. et de chir. prat.*, art. CORNÉE) l'extrait de belladone en frictions sur l'orbite produit peu d'effet dans le traitement de la cornéite. Il préconise, au contraire, le collyre suivant : Extrait de belladone, 2 gram.; laudanum liquide, 10 à 30 gouttes; eau de rose, de mélilot, de bluet ou de plantain, 120 grammes. On instille entre les paupières une certaine quantité de ce collyre trois ou quatre fois par jour. M. Velpeau regarde ce collyre comme plus nuisible qu'utile dans la *kératite* superficielle et dans la *kératite ulcéreuse*.

Dans la *photophobie scrofuleuse*, j'obtiens en quelques jours les plus heureux résultats par l'emploi de la décoction de belladone ou de jusquiame en collyre, et l'usage, en même temps, de l'hydrochlorate de baryte à l'intérieur.

Saunders a, le premier, fait connaître les bons effets de la belladone dans l'*iritis*. « Cette substance, dit-il, appliquée convenablement sur l'œil pendant le procédé adhétif de l'inflammation, force la marge interne de l'iris de s'étendre et de s'éloigner de l'axe de la pupille, de surmonter l'obstacle provenant de l'agglutination de la lymphe, et d'allonger la bande organisée qui unit l'iris à la capsule, si le mal n'est pas ancien. Ainsi les adhérences sont réduites à une extrême ténuité, et il en résulte une transparence qui laisse passer les rayons lumineux. Si l'effet de l'inflammation a été léger, les adhérences seront peu de chose, et la pupille ne sera que légèrement irrégulière. L'iris conservera une certaine puissance d'action et la vision ne sera que peu lésée. En général, la pupille est déformée, et l'iris parfaitement fixe ; mais si l'ouverture est assez grande et que la capsule ne soit pas devenue trop opaque, le malade pourra encore voir. » (*Annal. de litt. méd. étrang.*, par le docteur Kluyskens, t. vii, p. 140.)

Lorsque l'iritis se termine par exsudation, le professeur Stoeber (*Manuel prat. d'ophtalmologie*, p. 127) conseille l'usage de la belladone pour dilater la pupille et empêcher, autant que possible, cette exsudation de nuire à la vision. Quand elle a établi des adhérences entre la cornée et l'iris, ou entre celle-ci et la capsule cristalline, ou forme des filaments qui vont d'un côté de la pupille à l'autre, cet habile ophtalmologiste considère encore l'application de la belladone comme étant d'un grand secours.— M. Sichel (*Trait. de l'ophtalm.*, p. 94) a vu plus d'une fois des phlegmasies anciennes de l'iris, avec obstruction complète de la pupille, céder à l'emploi de ce médicament. — Suivant le docteur Caron du Villards, la belladone doit être employée dès le début de la maladie. « Car elle a, dit-il, le double effet de calmer les douleurs et la photophobie, et d'obtenir la dilatation de la pupille. Une fois que l'inflammation est intense, elle a peu d'action sur l'iris, et il faut seconder sa puissance par de nombreuses évacuations sanguines. » (*Guide prat. pour l'étude et le trait. des mal. des yeux*, t. II, p. 175). Il fait des frictions sur l'orbite le soir, parce qu'alors les douleurs sont plus violentes, et que pendant la nuit et le sommeil la pupille se contracte.— Dans l'*iritis traumatique*, le docteur Ammon (*De iritide commentatio*) a employé avec avantage des embrocations faites sur l'œil avec l'extrait de belladone délayé dans l'eau froide.— M. Velpeau (*Dict. de méd.*, 2ᵉ édit.) combat préalablement, surtout au moyen du calomel, les principaux symptômes de la maladie. Une fois l'action mercurielle manifestée sur la bouche, il a recours aux frictions avec la pommade de belladone sur les paupières ou autour de l'orbite, à l'instillation de la solution aqueuse de l'extrait, afin de détruire, autant que possible, les adhérences, les angles, la forme irrégulière de la pupille.— Selon le docteur Gerhard (*Abeille méd.*, octob. 1851), il ne faut recourir à ce médicament que lorsque la période aiguë de l'affection est passée ; avant, elle a, dit-il, des inconvénients réels, et ne peut combattre les contractions morbides de l'iris.— D'après M. Tonnellé, de Tours (MM. Trousseau et Pidoux, *ouv. cit.*, p. 68), quand on ne parvient pas à détruire, au moyen des préparations de belladone, les membranes qui se sont formées à la suite de l'iritis, on a encore l'immense avantage d'empêcher l'oblitération de la pupille. M. Tonnellé emploie aussi ce médicament dans toutes les lésions traumatiques de l'iris, afin de prévenir l'oblitération de la pupille et les adhérences membraneuses, suite de l'iritis. Quand il ne peut parvenir à empêcher ces dernières, ce qui est rare, il maintient la pupille dans un état de dilatation tel, qu'on peut détruire les membranes à l'aide de l'aiguille avec la plus grande facilité. La meilleure préparation à employer, suivant le chirurgien de l'hôpital de Tours, est l'extrait aqueux dans l'eau distillée de la même plante, dans la proportion de 1 à 2, qu'on applique sur l'œil malade, ayant soin de le renouveler de deux heures en deux heures.

Dans quelques cas d'iritis, le docteur Miquel (Roques, *Phytog. méd.*, t. I, p. 508) a obtenu la dilatation de la pupille par le mélange du calomel et de la belladone, administré à l'intérieur, sans l'emploi des préparations de cette plante à l'extérieur.

Le docteur Bulley (Debreyne, *Des propriétés de la belladone, mém. couron. par la Soc. de méd. de Gand*) emploie les lotions de belladone avec un peu de sulfate de cuivre, contre les iritis commençants et les ophtalmies atoniques. — Le docteur Escolar (*ibid.*) cite une observation d'iritis, qu'il appelle *rhumatismale*, guéri par la belladone à haute dose à l'intérieur et à l'extérieur.

Rogneta (*Rev. méd.*, janv. 1833) regarde la belladone comme le remède spécifique de la rétinite. Il suffit de prendre matin et soir une pilule de 2 cent. 1/2 d'extrait de cette plante. Dans l'inflammation de la capsule du cristallin (*capsulitis*), le professeur Stœber (*loc. cit*, p. 133) prévient l'adhérence de l'iris avec la capsule du cristallin au moyen de la belladone.

RÉTRÉCISSEMENT SPASMODIQUE DE LA PUPILLE. — Dans le resserrement spasmodique de la pupille, comme dans celui qui survient après avoir longtemps fixé les yeux sur des corps brillants et lumineux , le docteur Himly (Bayle , *Bibl. de thérap.*, t. II , p. 454) conseille l'usage de la belladone. — M. Stœber (*loc. cit.*, p. 317) prescrit les frictions de belladone ou de jusquiame dans le rétrécissement de la pupille dépendant de l'habitude.

Adhérences de l'iris. — Pour s'assurer si l'iris est adhérent , et pour prévenir cette adhérence , M. Himly (Merat et Delens , *ouv. cit.*, t. I , p. 492) conseille l'emploi de la belladone. Il suspend de temps en temps l'usage de cette plante, afin de produire alternativement des resserrements et des dilatations. — M. Velpeau (Gust. Jeanselm , *Man. prat. des malad. des yeux d'après les leçons du professeur Velpeau* , p. 213) emploie contre les adhérences qui ne sont pas trop anciennes , une solution de quelques grains d'extrait de belladone dans une cuillerée à café d'eau, qu'il fait instiller matin et soir entre les paupières. Il laisse reposer l'œil pendant deux ou trois jours. Lorsque la pupille a repris son état primitif , il fait recommencer la même opération , et ainsi de suite jusqu'à ce que ces adhérences aient été détruites par les tiraillements modérés et répétés que produit le médicament sur cette membrane. — M. le docteur Cunier (Bouchardat , *Ann. de thérap.*, 1848, p. 40) a employé avec le plus grand succès, dans des adhérences iridocristalloïdiennes qui duraient depuis des mois , des années , quelquefois avec abolition de la vue, en faisant introduire matin et soir , entre les paupières , gros comme une tête d'épingle d'une pommade composée de 30 centigram. d'atropine et de 4 gram. d'axonge.

Hernie de l'iris. — Beaucoup de praticiens ont employé la belladone dans le traitement des hernies ou des procidences de l'iris. — Quand on n'a pu réduire , au moyen d'un stilet mousse , la hernie récente et produite par une lésion traumatique , le docteur Caron du Villards recommande l'usage de la belladone à l'intérieur et à l'extérieur « Par ce moyen, dit-il, on obtient une dilatation grande et énergique qui , dans la plupart des cas , fait disparaître la hernie commençante ; cet état de l'iris devra être provoqué et maintenu pendant plusieurs jours. Pendant ce temps , on cherchera à obtenir par tous les moyens possibles la cicatrisation de la cornée. » (*Loc. cit.*) — Quand le prolapsus s'est fait par un ulcère ou par une ouverture très-petite, et qu'il ne peut être réduit mécaniquement , le professeur Stœber conseille la position sur le dos , l'occlusion des paupières , l'obscurcissement de la chambre , et l'instillation de la belladone. « Ces moyens, dit-il, dégagent quelquefois l'iris et donnent le temps à la cornée de se cicatriser. » (*Loc. cit.*) — Dans les cas où la cornée , ramollie ou ulcérée , menace de se perforer, M. Sichel (*loc. cit.*) conseille, pour prévenir la hernie de l'iris , l'extrait de belladone en frictions autour de l'orbite et en instillation entre les paupières ; mais si le ramollissement ou l'ulcération occupent la circonférence de la cornée , cette médication, selon lui , peut être nuisible ; car alors la dilatation , en rapprochant davantage la partie libre de l'iris du point ramolli ou perforé , tend à favoriser l'accident qu'on cherche à éviter. — M. Velpeau (*Dict. de méd. et de chir. prat.*, art. Iris) pense que ce n'est que pour les procidences qui ont lieu assez loin de la sclérotique, qu'on peut recourir à l'emploi de la belladone. Dans ces cas seulement il y aurait , suivant lui , quelque chance de retirer l'iris en arrière en dilatant forcément la pupille. — Lorsque , dans la procidence de l'iris, la pupille prend une forme oblique et allongée qui met obstacle au passage des rayons lumineux , on doit , suivant Bérard (*Journ. de méd. et de chir. prat.*, t. XV, p. 387), tenter la réduction de la procidence , soit en exposant brusquement l'œil à la lumière , soit en repoussant l'iris hernié avec un stilet mousse , soit enfin en provoquant une dilatation permanente de la pupille, et par conséquent la rétraction de l'iris, en instillant de la belladone. — Dans un cas de vaste procidence de l'iris à travers une ulcération

4

perforante de la cornée, M. Florent Cunier (Bouchardat, *Ann. de thérap.*, 1848) a obtenu les résultats les plus satisfaisants d'une solution de 30 cent. de sulfate d'atropine dans 4 gram. d'eau distillée, en instillation dans l'œil, matin, midi et soir.

STAPHYLÔME DE LA CORNÉE ET DE LA SCLÉROTIQUE. — Le docteur Barotta rapporte deux faits analysés en ces termes par M. Debreyne (*Mém. cit.*) : « Une femme de vingt-cinq ans, ayant eu une ophtalmie intense à l'œil droit, il lui était resté un ulcère vers le bord inférieur de la cornée, ainsi qu'une procidence de l'iris. Bientôt elle perdit totalement la vue de ce côté là, et resta deux mois dans cet état. De plus, on remarqua un vaste staphylôme de la cornée, de forme conique, de six lignes de circonférence, et occupant presque la moitié de la cornée transparente. La malade s'étant refusée à toute opération, on se borna à faire, trois ou quatre fois par jour, des instillations d'une forte solution d'extrait de belladone sur la tumeur. L'emploi de ce moyen ne tarda pas à faire disparaître le staphylôme, et l'œil ne conserva plus qu'une légère difformité.

« A la suite d'une maladie chronique on vit se développer un vaste staphylôme de la sclérotique tout près de la cornée, avec hypopion. On eut recours à la solution de belladone, et au bout de trois semaines le staphylôme avait disparu. »

NYCTALOPIE. — M. Debreyne cite un cas de nyctalopie qui avait été traité en vain par les sangsues et les vésicatoires, et qui fut guéri en huit jours par l'usage à l'intérieur de l'extrait de belladone porté graduellement à la dose élevée de 30 cent. par jour. — Le docteur Leprestre (*Séance extraord. de la Soc. de méd. de Caen*, de juin 1853) a traité une femme de trente ans, dont l'œil, qui ne présentait d'ailleurs aucune apparence de lésion, était tellement impressionné par le contact de la lumière, qu'il devenait impossible à la malade de supporter le jour. Elle ne voyait que des lames de feu et était condamnée à rester dans une obscurité profonde. Des frictions faites sur l'orbite avec un mélange d'extrait de belladone et d'onguent mercuriel double, ont été suivies d'une prompte guérison.

AMAUROSE. — « Un médecin d'une grande ville, dit M. Debreyne (*Mém. cit.*), nous a communiqué dernièrement un fait assez curieux. Voulant faire l'application du grand principe homœopathique *similia similibus curantur*, il instilla quelques gouttes de solution de belladone dans un œil frappé de cécité mydriasique, c'est-à-dire avec dilatation énorme de la pupille. Chose aussi extraordinaire que curieuse, la pupille s'est contractée et la vue est revenue. Nous-même nous avons traité, il y a environ deux ans, avec un collyre de belladone, une jeune fille atteinte d'une amaurose complète survenue tout-à-coup avec des mouvements convulsifs des paupières. La vue s'est peu à peu parfaitement rétablie. Il est vrai qu'un séton à la nuque avait été appliqué en même temps. » M. Debreyne ne se souvient pas si les pupilles étaient dilatées ou resserrées, circonstance importante, attendu qu'il y a des amauroses avec exaltation de la sensibilité optique.

CATARACTE. — L'emploi de la belladone pour dilater la pupille et préparer l'œil à l'opération de la cataracte, est aujourd'hui généralement connu et adopté. On évite ainsi plus facilement les lésions de l'iris, on observe mieux les mouvements de l'aiguille, et, si on le juge utile, on peut faire passer plus facilement des parcelles du cristallin dans la chambre antérieure. Continuée à un certain degré après l'opération, la dilatation de la pupille prévient le développement de l'iritis et l'oblitération pupillaire. Reimarus, de Hambourg (Wilmet, *Flore économ.*, t. I, p. 230), fit le premier usage de la belladone dans ce cas, après la remarque faite d'abord par Ray que les applications de cette plante sur les paupières déterminent la dilatation des pupilles. Il faisait instiller quelques gouttes de l'infusion aqueuse peu d'heures avant l'opération. — Himly (Bayle, *ouv. cit*, t. ii, p. 445) qui en constata ensuite les avantages, instillait entre les paupières, une ou deux heures avant, quelques gouttes de la solution de 1 gram. 20 centig. d'extrait de belladone dans 30 gram. d'eau.— Demours, Antoine Dubois, Travers, MM. Stœber, Caron du Villards, Sichel, Bérard, ont employé ce moyen avec le plus grand avantage. « J'emploie ordinairement, dit M. Caron du Villards (*loc. cit.*), 8 grains de belladone et 4 grains de jusquiame dans un gros et demi d'eau ; l'association de ces deux médicaments produit une dilatation plus grande que quand on les emploie isolément : il faut chercher à obtenir le plus grand degré de dilatation possible. » D'après cet ophtalmologiste, les blessures de l'iris seraient bien moins fréquentes depuis qu'on dilate la pupille au moyen de la belladone avant l'opération. « Si, dit-il, cet accident arrive très-souvent à M. Roux, ainsi qu'on peut s'en convaincre en lisant le travail de Maunoir jeune et les observations de M. Furnari, c'est que M. Roux n'emploie jamais la dilatation préalable de la pupille. » Ce dernier, en cela en désaccord avec tous les praticiens, prétendait que l'usage de la belladone communiquait à l'œil une disposition plus grande à s'enflammer par suite de l'opération.

M. Tonnellé (MM. Trousseau et Pidoux, *loc. cit.*) réserve l'emploi de la belladone pour l'opération de la cataracte par abaissement ; il le rejette d'une manière absolue dans le procédé par extraction, parce que la dilatation artificielle de la pupille, inutile pour favoriser la sortie du cristallin, expose l'iris, pendant l'opération, au tranchant de l'instrument, et, après l'opération, à des adhérences vicieuses de la cornée.

M. Tonnellé parvient presque toujours à éloigner la cataracte secondaire, qui, suivant lui, est le résultat constant des fausses membranes qui se forment à la suite de l'iritis, au moyen de la solution d'une partie d'extrait de belladone dans deux parties d'eau distillée de la même plante, qu'on applique sur l'œil malade, ayant soin, comme il est indiqué à l'art. Iritis, page 47, de la renouveler de deux heures en deux heures. Comme c'est ordinairement vers le quatrième jour de l'opération que se forment les produits membraneux, c'est alors, suivant M. Tonnellé, qu'il faut recourir à cette préparation : plus tard, il est plus difficile de réussir. Cependant, le chirurgien de Tours y est parvenu au huitième, quelquefois au douzième jour. Au reste, lorsque la belladone ne détruit pas les fausses membranes, elle a au moins l'avantage de s'opposer à l'occlusion de la pupille.

Le docteur Cunier (Bouchardat, *ouv. cit.*, 1848, page 12) recommande l'atropine après l'opération de la cataracte par broiement, afin de maintenir une dilatation pupillaire qui favorise l'absorption et diminue les chances de voir survenir des adhérences.—Suivant Brookes (*ibid.*, 1849, p. 41) l'atropine produit la dilatation de la pupille plus rapidement et plus complètement que la belladone. Dans un cas où cette dernière avait produit peu d'effet, il obtint une large dilatation au moyen d'une pommade préparée avec 15 décig. d'atropine et 8 gram. d'axonge.

M. Dieulafoy (*Journ. de méd. chir. et pharm. de Toulouse*, janvier 1856, p. 20-21), avant l'opération de la cataracte par abaissement, fait instiller pendant huit jours, matin et soir, entre les paupières, quelques gouttes d'un collyre composé de 4 gram. d'extrait de belladone, de 20 centig. de sulfate d'atropine, et de 30 gram. d'eau distillée de belladone. En outre, plusieurs fois dans la journée, on introduit dans les narines, pendant quelques minutes, un tampon de charpie imbibé de cette même liqueur. « Par cet emploi prolongé de la belladone, dit M. Cadéac (*ibid.*), on obtient d'abord une dilatation très-grande de la pupille, ce qui permet au chirurgien de voir beaucoup mieux le jeu de son aiguille, et l'expose moins à la blessure, toujours grave, de l'iris. En outre, on produit une véritable anesthésie de l'œil, qui est doublement avantageuse : 1° en prévenant cette contraction spasmodique qu'éprouve toujours l'iris sous l'influence de la douleur provoquée par la piqûre de l'aiguille qui pénètre dans la coque de l'œil, lorsque l'anesthésie dont nous parlons n'existe pas (on conçoit que cette contraction fait que l'emploi trop peu prolongé de la belladone est tout-à-fait inutile); 2° en diminuant momentanément la sensibilité de la rétine, et, par suite, en rendant beaucoup moins douloureuse la première impression de la lumière sur l'organe essentiel de la vision, qui en a été privé, et qui peut déterminer une irritation inflammatoire et compromettre ainsi le succès de l'opération.

Lorsque le cristallin est opaque dans son centre, ou qu'il existe des taies au centre de la cornée (*cataracte centrale, taies centrales*), on peut donner passage aux rayons lumineux à côté de la partie opaque qui les intercepte, et rendre au malade la faculté de voir les gros objets. « A cet effet, dit M. Debreyne, nous faisons instiller tous les jours, ou de deux jours l'un, une goutte de solution saturée d'extrait de belladone dans les yeux, afin de maintenir la pupille suffisamment large pour dépasser la circonférence de la tache ou le noyau opaque du cristallin cataracté. C'est ainsi que nous avons fait voir plusieurs aveugles qui ne pouvaient plus se conduire, et qui aujourd'hui, munis d'une solution d'extrait de belladone, se promènent librement depuis plusieurs années ; et un entre autres qui était complètement aveugle depuis cinq ans par une large taie centrale qui occupe son seul et unique œil. Depuis qu'il instille dans l'œil de la solution de belladone, c'est-à-dire depuis sept ans, il voit suffisamment pour se conduire, et même, dit-il, pour travailler. C'est aussi à l'aide de ces instillations de belladone que nous avons, il y a trente-six à trente-sept ans, fait voir au bout d'une demi-heure une personne atteinte de cataracte centrale depuis vingt ans, avec constriction habituelle des pupilles. Le fait fut regardé par le public comme *prodigieux*. Aujourd'hui, vu l'immense vulgarisation de l'emploi de la belladone, le prestige ne ferait plus fortune nulle part. » (*Mém. cit.*)

M. le docteur Tavignot (*Journ. de méd. et de chir. prat.*, février 1851) se sert avec succès, dans les mêmes cas, d'une solution de 4 gram. d'extrait de belladone dans 125 gram. d'eau, dont on instille chaque jour quelques gouttes entre les paupières. On en continue l'usage indéfiniment.

Pour distinguer la *cataracte noire* de l'*amaurose*, il suffit d'instiller dans l'œil une solution concentrée d'extrait de belladone : si la pupille se dilate considérablement, il est presque certain qu'il y a cataracte et non amaurose.

On emploie la solution aqueuse de belladone en instillation dans l'œil pour s'assurer si la cataracte est adhérente ou non. « On peut, dit Himly, en se servant de la belladone, examiner l'œil bien plus commodément que par le procédé ordinaire, qui oblige à faire l'observation dans un temps très-court et presque dans l'obscurité. » (Bayle, *loc. cit.*, t. II, p. 448).

Il existe dans la science des faits d'après lesquels, sous l'influence de la belladone administrée comme moyen palliatif dans la cataracte, la guérison ou du moins une grande amélioration s'est produite. M. le docteur Rouault (*Thèses de Paris*, 1856) rapporte le fait d'un homme de quarante-cinq ans, atteint d'une cataracte de l'œil droit depuis six mois, et dont l'œil gauche commençait aussi à se couvrir à la même époque. Bien que la cataracte fut très-avancée sur cet œil, le malade voyait encore assez pour se conduire. Afin de prolonger la vue le plus longtemps possible, en attendant une opération qu'il regarde comme inévitable, M. Rouault fait instiller tous les matins, dans l'œil gauche, une solution concentrée de belladone. Un an après, le malade revient, et, à son grand étonnement, M. Rouault reconnaît que non-seulement la cataracte n'a pas fait de progrès, mais encore que l'opacité est notablement diminuée. La vue s'est tellement améliorée que le malade a pu reprendre sa profession de meunier. Dans un second cas, chez un homme de soixante ans, chez lequel il s'était développé à la suite d'une névralgie susorbitaire, une cataracte incomplète qui, en raison de sa nuance verdâtre et de la névralgie concomitante, faisait soupçonner une affection glaucomateuse. La pupille restant encore libre et mobile, et le malade distinguant les objets d'une manière confuse, M. Rouault se borne à l'emploi de la pommade de belladone, avec laquelle on fait trois frictions par jour sur les parties douloureuses. La névralgie est peu modifiée; mais six semaines après l'état de la vue est bien meilleur, presque aussi bon que du côté sain, et l'opacité du cristallin a presque entièrement disparu. L'usage de la pommade est continué, et on lui adjoint le sulfate de quinine à haute dose.

M. Rouault résume ainsi les avantages des instillations de solution concentrée de belladone dans la cataracte : 1° elles peuvent être faites indifféramment sans inconvénient pour l'appareil optique ; 2° elles constituent un moyen tellement simple, que, une fois l'habitude contractée, le malade fait instinctivement, et sans y penser, cette petite opération ; 3° dans certains cas, si elles sont faites régulièrement et avec persévérance, elles peuvent peut-être retarder ou même s'opposer au progrès ultérieur de la cataracte, et, dans des circonstances plus favorables encore, provoquer son absorption ; 4° elles auront toujours pour résultat de prolonger la vue du malade et de lui procurer quelquefois assez de lumière pour le dispenser de l'opération; 5° dans tous les cas, ces instillations sont toutes puissantes pour prévenir la formation d'adhérences entre la cristalloïde et l'iris, ou pour détruire celles-ci lorsqu'elles naissent déjà ; 6° enfin, employées ainsi longtemps avant l'opération, elles ont encore pour effet de rendre celle-ci plus facile, plus prompte et le succès plus constant.

BLÉPHAROSPASME. — M. Bérard combat la contraction spasmodique du muscle orbiculaire des paupières, qui accompagne fréquemment la blépharite, par des frictions avec l'onguent mercuriel belladoné, et en instillant dans l'œil quelques gouttes de solution concentrée d'extrait de belladone.

LÉSIONS TRAUMATIQUES DE L'ŒIL. — La belladone est efficace dans toutes les lésions traumatiques de l'œil. La formule suivante est recommandée dans les *Annales de la médecine belge et étrangère* (1839) : Extrait de belladone préparé à la vapeur, 8 gram.; camphre, 1 gram. 20 centigram. Dissolvez dans huile d'amandes douces, quantité suffisante ; onguent napolitain, 8 grammes. On frictionne les paupières, le sourcil et la tempe avec un peu de cette pommade, une, deux ou plusieurs fois dans la journée.

AFFECTIONS CONSTITUTIONNELLES.—CANCER ; SQUIRRES ; TUMEURS SQUIRROÏDES, etc. — L'emploi de la belladone dans les affections cancéreuses remonte à une époque très-reculée. Galien, Avicenne, Paul d'Égine, etc., en ont fait mention. Les charlatans, les guérisseurs de campagne, les bonnes-femmes se servaient de la belladone dans les cancers avant que les vertus de cette solanée fussent connues des médecins.—Münch rapporte qu'une femme de l'électorat de Hanovre, l'employait contre le cancer et les tumeurs en général dès l'année 1683, et que plus de cent ans auparavant, dans le même pays, on mettait en usage contre ces maux un onguent de belladone.—Jean Ray indique les feuilles appliquées extérieurement comme propres à combattre le cancer et l'induration des mamelles. « *Hujus folia recentia mammis imposita, earum duritias et tumores etiam cancrosos emolliunt, discutiunt et sanant, ut sæpius expertus est generosus vir D. Percivallus Willughby, M. D. quod à nemine antehac quod sciam proditum publicæ utilitatis causâ, sine invidia communicamus. (Catal. plant. Angliæ, etc., 1677, p. 276).* —Au rapport de Murray, Brummen, médecin de Gotta, employa la belladone, au commencement du dix-huitième siècle, contre les tumeurs réputées squirreuses ou cancéreuses. Brummen transmit son secret à Spaeth, médecin de Wisbade. — Degner (Timmerman, *Progr. de belladoná*) dit avoir guéri, ou soulagé, dans un grand nombre de cas de squirre de la langue et des mamelles, en donnant chaque matin un verre de décoction de 50 centig. à 1 gram. 20 centig. de feuilles de belladone dans dix verres d'eau. — Juncker (*Conspect. therap. gener.*, p. 491) dit avoir employé cette plante avec succès contre les affections cancéreuses ; mais il avoue qu'elle ne lui a pas toujours réussi, et qu'il faut des expériences multipliées pour constater son utilité réelle. — Michel Alberti (*Dissert. de belladoná spicifico in cancro*, 1739) cite des cas de guérison de cancer de la langue et des mamelles par l'emploi de la belladone, et d'autres cas où ce médicament à échoué.—Lambergen (*Ancien Journ. de méd.*, t. VI, p. 187) prétend avoir guéri en dix-sept mois un cancer ulcéré de la mamelle, en donnant chaque jour à la malade l'infusion de 1 gram. 20 centig. de feuilles de belladone dans dix tasses d'eau bouillante. La malade en prenait d'abord une chaque matin à jeun ; on augmentait par degrés, jusqu'à ce que l'irritation de la gorge, ou des symptômes nerveux obligeassent de suspendre le médicament. — La même infusion, au rapport de Darluc (*même journal*, t. XI, p. 499) aurait dompté, dans l'espace de vingt mois, une affection squirreuse intestinale rebelle à tous les traitements.—Amoreux (*même journ.*, t. XIII, p. 47) a dissipé, au moyen de lotions et de fomentations faites pendant un mois avec une infusion de belladone, de morelle et de joubarbe, une tumeur dure, très-douloureuse, fournissant une sanie âcre, siégeant à la mamelle et offrant tous les caractères du cancer.—Colignon (*même journal*, t. XIV, p. 21) et Marteau de Grandvilliers (*ibid.*, t. XIV, p. 11) ont dissipé en partie des tumeurs squirreuses du sein ; le premier par l'administration, chaque jour, de 4 gram. d'infusion de belladone ; le second par l'emploi extérieur de la même plante. (Tumeur de la grosseur d'un œuf d'oie réduite au volume d'un haricot). « Dans les cas où cette plante n'a pas guéri, elle a paru assoupir les douleurs. » — Une tumeur au sein, reconnue parVandenblock (*même journal*, t. XIV, p. 108) et par un autre chirurgien pour un carcinôme bien caractérisé, guérit par l'usage pendant un an de l'infusion de belladone préparée d'après la formule de Lambergen. — Ziegler, au rapport de Murray (*ouv. cit.*, t. I, p. 636), aurait traité avec succès, au moyen du même remède, un cancer occulte siégeant à la main, un cancer ulcéré fournissant un ichor fétide, des nodosités squirreuses de la langue avec suppuration fétide, enfin, un cas d'induration et de squirre de la joue ;— et Evers aurait obtenu des résultats avantageux dans deux cas d'induration squirreuse de l'utérus au moyen du mélange de 25 cent. de poudre de belladone et de rhubarbe, pris le soir, et de deux jours l'un, pendant plusieurs semaines. Le même praticien serait parvenu à résoudre, au moyen de la poudre de belladone, des tumeurs du sein (*tumores lacteos*), dont quelques-unes étaient en suppuration. — Graham (*Med. and philos. comment.*, vol. I, p. 419) a dissipé une tumeur volumineuse du rectum, qui s'opposait au passage des matières fécales, au moyen de la racine de belladone cuite dans du lait et appliquée en cataplasme sur le périnée et l'anus. — La poudre des feuilles de cette plante, administrée pendant plusieurs mois, à la dose de 10 cent. chaque jour, a dissipé, dit Lentin (*Hannov. magaz.*, ann. 1770), des nodosités douloureuses et invétérées au sein, survenues à la suite des couches et d'un allaitement négligé.—Cullen (*Trait. de mat. méd.*, t. II, p. 286) rapporte plusieurs cas de cancer où la belladone a été employée avec avantage. Les deux faits suivants, constatant tout au moins l'action sédative de ce médicament, méritent d'être cités : 1° Une femme, née d'une mère cancéreuse, et son fils, ont, l'un un cancer à la lèvre, l'autre à la joue, près de l'angle de l'œil. Celui-ci prend la poudre de feuilles de belladone d'abord à la dose de 2 à 3 cent., augmentant graduellement jusqu'à celle de 60 cent. par jour. La plaie s'améliore peu à peu et se réduit à une petite croûte. On abandonne le médicament, le cancer reparaît. On a recours de nouveau à la belladone, et l'on obtient le même effet qu'auparavant. 2° Le cancer de la mère existe depuis quinze ans ; il a commencé par une petite érosion, qui s'est étendue peu à peu jusqu'à l'œil. La malade est promptement soulagée par la belladone : le pus devient de bonne qualité et la plaie est considérablement diminuée. État stationnaire depuis quatre ans. Chaque fois que le mal augmente on a recours à la belladone, qui l'empêche toujours de s'étendre, et qui quelquefois même le diminue, sans jamais l'amener à la cicatrisation. « Je suis, dit Cullen, très-convaincu de la puissance et des vertus de ce médicament dans certains cas, et j'avoue en même temps qu'il n'a pas répondu à mes espérances dans plusieurs espèces de squirrosités et d'ulcères. » — Schmidtmann (*Summa observ.*, etc., t. III, p. 164) dit avoir guéri, au moyen de la belladone unie à la ciguë, une tumeur du sein avec suppuration, qui, selon lui, présentait tous les caractères du cancer. — Chevalier (*London med. and phys. journ.*, nov. 1826, p. 403) a employé avec le plus grand avantage, contre les cancers ulcérés, un onguent composé d'un sixième à un quart d'extrait de belladone, d'un sixième de fleurs de digitale et de cinq parties de beurre frais.—Roques (*Phyt. méd.*, t. I, p. 496) a administré utilement l'infusion des feuilles de belladone, édulcorée avec le sirop diacode, à une femme affectée d'un cancer utérin depuis plusieurs années. Les douleurs, qui étaient atroces, se calmèrent d'abord d'une manière surprenante. Les préparations opiacées, dont elle faisait auparavant usage, ne produisaient point le même effet. Ce soulagement inespéré avait fait naître quelque espoir ; mais peu à peu l'action de la belladone s'affaiblit par l'habitude, l'affection cancéreuse fit de nouveaux progrès, et la malade succomba au milieu d'horribles souffrances.

A cet exposé sommaire des faits que la science possède en faveur de la vertu anticancéreuse de la belladone, nous devons opposer d'autres faits qui semblent infirmer cette vertu. Heister (*Instit. chirurg.*, t. I, p. 337), Van Doeveren, Haller, de Haen (*Ratio med.*) ont employé la belladone sans succès, ou l'ont même vu empirer l'état des malades atteints de cancer. — William Bayle (*Pract. essays*, p. 37) l'a administrée cinq fois sans résultat. —Schmucker (*Chir. Wharnch.*, t. II, p. 150) l'a vue causer l'anxiété et l'oppression pectorale, sans diminuer l'affection cancéreuse. — Bromfied (*An account of the English nightshaden*, Lond. 1757), Pidérit (*Pharm. ration.*, p. 17), n'en ont obtenu aucun résultat avantageux.—Schmalz, Lecat, Rahn, etc., n'ont pas été plus heureux. — « Nous avons nous-même assez souvent employé, dit M. Debreyne, une pommade composée d'extrait de belladone, d'extrait de ciguë et d'iodure de plomb, contre toute espèce de tumeurs des seins, quelle qu'en pût être la nature, c'est-à-dire, contre toute dureté insolite de ces organes : squirre vrai, tumeur fibreuse, tumeur lymphatique, tumeur kysteuse, mammite chronique, tumeur dite laiteuse, abcès, hypertrophie, etc., et, nous devons le dire, nous n'avons pas vu que la belladone, associée à d'autres adjuvants assez respectables, ait produit quelqu'effet appréciable. » (*Mém. cit.*)

« Dans tous les recueils, disent MM. Trousseau et Pidoux, publiés pendant la dernière moitié du XVIIIe siècle, l'efficacité de la belladone, dans le traitement du cancer, est constatée par un grand nombre de faits authentiques. Cette même période a vu publier aussi un grand nombre de faits contradictoires. » (*Ouv. cit.*, t. II, p. 58).

Ces dissidences s'expliquent par le peu de précision du diagnostic résultant de la difficulté de distinguer les tumeurs cancéreuses des autres tumeurs dont la guérison s'obtient plus ou moins facilement, tels que certains engorgements lymphatiques ou scrofuleux, la mammite terminée par induration et que l'on a souvent pris pour le squirre à une époque où l'anatomie pathologique en général et celle du cancer en particulier, n'étaient pas aussi avancées qu'elles le sont aujourd'hui, bien qu'il y ait encore de nos jours une grande obscurité dans le diagnostic des diverses tumeurs du sein. La discussion soulevée en 1844, au sein de l'Académie (*Bull. de l'Acad. de méd.*, t. IX, p. 496) à l'occasion d'un mémoire du professeur Cruveilhier sur les *Corps fibreux de la mamelle*, prouve l'insuffisance de nos recherches sur ce point important de sémiologie. Les professeurs Gerdy, Roux et Velpeau, ainsi que Lisfranc et Amussat, avouèrent que le diagnostic des tumeurs du sein est fort difficile. Auguste Bérard alla même jusqu'à le dire impossible. Blandin expliqua que c'est à l'amphithéâtre, le scapel à la main, que l'anatomiste peut distinguer les tumeurs fibreuses de la mamelle des autres tumeurs dures de cette région. Enfin, le professeur Cruveilhier, invoquant l'autorité de Boyer, dit aussi lui-même que le diagnostic entre les tumeurs d'apparence cancéreuse, mais qui ne sont pas cancéreuses, et les tumeurs d'apparence et de nature cancéreuses, est impossible dans l'état actuel de la science, parce que l'anatomie pathologique de la mamelle n'est pas mieux faite aujourd'hui que du temps de Boyer.

Au reste, si les faits rapportés en faveur de la belladone ne prouvent pas toujours l'efficacité de cette plante contre le véritable cancer, ils démontrent au moins qu'elle a guéri des affections très-rebelles ayant avec ce dernier la plus grande analogie. Il est incontestable aussi qu'elle a presque constamment calmé les douleurs et ralenti les progrès de quelques maladies vraiment cancéreuses. Peut-être la récidive du cancer serait-elle moins fréquente si l'on avait le soin, avant de l'enlever par l'instrument tranchant ou par le caustique, d'administrer pendant longtemps la belladone (1).

SCROFULES.—La belladone a été employée pour combattre certains symptômes scrofuleux. Hufeland (*Trait. de la maladie scrof.*, p. 242) la recommande principalement dans les tumeurs glanduleuses qui menacent de dégénérer en squirre, dans les ulcères chroniques et calleux, et dans les spasmes convulsifs qui sont le produit d'une irritation scrofuleuse.—Chevalier (*The London med. and physic. Journ.*, nov. 1826) a employé avec avantage la pommade de belladone dans les *engorgements scrofuleux*, dans les *affections scrofuleuses des os et des surfaces articulaires*, et dans plusieurs cas d'ulcérations scrofuleuses très-rebelles. Les faits suivants, recueillis par ce médecin, sont très-remarquables. *Premier fait:* Sujet de quatorze ans, tempérament lymphatique; très-vives douleurs dans l'articulation fémoro-tibiale gauche, qui est fléchie depuis cinq ans et incomplètement ankylosée. Condyles de moitié plus volumineux que ceux du membre droit; ligament capsulaire distendu par du pus. Trois chirurgiens sont d'accord sur la nécessité de l'amputation; mais le jeune malade s'y refusant, on fait couvrir l'articulation de pommade belladonée. Bientôt après le genou diminue de volume et est moins douloureux. Plus tard l'extrait de belladone est employé pur. La différence de volume entre les deux genoux devient si peu considérable que la guérison est presque complète au moment où le malade, impatient, abandonne le traitement. *Deuxième fait.* Tumeur sur la main, du

(1) Le traitement du cancer et des affections cancroïdes, est, comme celui de tant d'autres maladies, plus empirique que rationnel. L'art de guérir, il faut l'avouer, doit bien plus de découvertes importantes à l'empirisme qu'au raisonnement théorique et aux recherches scientifiques. N'est-ce pas à l'empirisme, servi par le hasard, que nous devons l'emploi du mercure contre la syphilis, du soufre contre la gale? Est-ce à la science que nous devons les découvertes de la vertu antipériodique du quinquina, de la vaccination, de l'effet obstétrical du seigle ergoté, et de celui de l'éther comme anesthésique?.... Ainsi, nos indications thérapeutiques dérivent souvent de guérisons opérées à l'aide de moyens inconnus dans leur action, contre des maladies inconnues dans leur nature. La médecine se réduirait à bien peu de chose si elle n'admettait que ce qu'elle peut théoriquement expliquer. Mais le rôle du dogmatisme, hâtons-nous de le dire, est encore bien grand lorsqu'il régularise et dirige rationnellement l'empirisme, qu'il le tire, si je puis m'exprimer ainsi, de son état brut, qu'il le dépouille des préjugés qui le souillent, pour en faire une application judicieusement fondée sur l'expérimentation éclairée par la science.

volume d'une petite orange, contre laquelle l'ablation avait été regardée comme nécessaire, même par l'acteur, dissipée en moins de six semaines par l'application constante d'une pommade belladonée d'abord, et ensuite de l'extrait pur de belladone.

Baumes (*Trait. sur le vice scrof.*, 2ᵉ édit., p. 323) regarde l'oximel de belladone comme très-avantageux contre les tumeurs scrofuleuses, surtout lorsqu'elles tendent à s'enflammer et à s'ulcérer.

J'ai maintes fois employé avec succès la pommade ou la décoction de belladone dans les engorgements articulaires douloureux. Dans les tumeurs blanches je me sers avec avantage, et alternativement, de frictions avec l'onguent napolitain et d'applications de belladone.

MALADIES DIVERSES. — INCONTINENCE NOCTURNE DES URINES. — Le docteur Morand, l'un des fondateurs de la colonie agricole de Mettray, combat l'incontinence nocturne d'urine, chez les enfants, par l'administration de la belladone. Sans se montrer toujours infaillible, ce médicament obtient entre ses mains des succès fort nombreux. Voici, du reste, comment ce praticien l'emploie : « Il fait ordinairement confectionner des pilules de 1 centigr. d'extrait de belladone ; il en administre d'abord une le matin et une autre le soir aux enfants de 4 à 6 ans. Si au bout de huit jours il n'y a aucun effet de produit, il en donne une troisième à midi, au bout de quinze jours une quatrième. Pour les enfants de 12 à 15 ans, on peut commencer par trois pilules, et augmenter en conséquence. Chez les adultes, on peut aller jusqu'à dix, douze et quinze par jour.

» Si la vue vient à se troubler, s'il survient quelques symptômes toxiques, on suspend, pour reprendre plus tard.

» Deux, trois ou quatre mois de l'usage de la belladone suffisent ordinairement pour amener la cure radicale de l'incontinence d'urine. Toutefois, on comprend qu'une des conditions de succès est que cette maladie ne se rattache à aucune lésion des organes génito-urinaires, en un mot qu'elle soit *essentielle*. Alors la belladone étend ses bienfaits jusque sur les vieillards, du moins pendant quelque temps (1). » (*Journ. de méd. et de chirurg. prat.*, tom. XVI, page 199.)

M. Blache (Bouchardat, ann. 1849, p. 43) a obtenu les mêmes succès de l'emploi de la belladone chez des individus atteints d'incontinence nocturne d'urine, qui avaient inutilement fait usage de tous les remèdes conseillés contre cette infirmité. Il administre l'extrait à la dose de 1/2 à 1 centigram., et la poudre des feuilles à celle de 1 à 2 centigr. par jour, en une seule fois, le matin à jeun, ou au moins une demi-heure avant le premier repas, ou le soir trois heures après le souper. — M. Bretonneau (MM. Trousseau et Pidoux, *ouv. cit.*, t. II, p. 65-66) a traité cette affection avec un succès extraordinaire. Il fait prendre le soir, une heure avant que les enfants se couchent, 1 à 4 centigr. de poudre et d'extrait de belladone. Après une semaine de traitement il y a ordinairement une amélioration notable. Le remède est continué jusqu'à cessation de l'incontinence : suspendu alors pendant huit jours, et repris ensuite pendant quinze jours ; interrompu de nouveau, et recommencé chaque mois pendant huit jours, quelques mois de suite. Cette longue durée du traitement n'est pas toujours nécessaire ; mais, suivant la remarque judicieuse de MM. Trousseau et Pidoux (*loc. cit.*), il vaut mieux pécher par excès que par défaut de précaution. « Dans certains cas rebelles, disent ces médecins, il faut porter la dose d'extrait et de poudre à 15 et 20 centigr. en une seule fois, au moment de se mettre au lit ; en même temps

(1) On a obtenu dans l'incontinence nocturne d'urine des succès constatés de l'emploi de l'extrait de noix vomique, dont l'action est opposée à celle de la belladone. Ne pourrait-on pas conclure de ces faits que l'affection dépend tantôt d'un défaut, tantôt d'une augmentation de sensibilité du col de la vessie ? *Natura morborum curationes ostendunt.*

on fait sur l'hypogastre des frictions avec une mixture aqueuse d'extrait de belladone. » — Suivant M. Trousseau (*Journ. de méd. et de chir. prat.*, 1850) on obtient neuf guérisons sur dix, quand on a le soin surtout d'employer la poudre de belladone, dont l'action, dit-il, est plus énergique et plus sûre que celle de l'extrait. Mais il faut pour cela s'assurer que la poudre, qui est moins employée que l'extrait, n'est pas devenue inerte par vétusté, et par conséquent inefficace, surtout à une dose aussi minime que celle qu'on prescrit en pareil cas. Cette réflexion s'applique à plus forte raison à la poudre de racine de belladone, qui, bien que plus active, est encore moins employée que celle des feuilles. — Le mélange de la poudre et de l'extrait, ainsi que le pratique M. Bretonneau, est plus sûr. — Le docteur Cauvin (*Presse médicale*, sept. 1849) a vu chez une petite fille âgée de sept ans, une incontinence d'urine nocturne et souvent diurne, suite d'une anasarque, et dont la durée datait de quatre à cinq mois, céder à l'usage de la belladone ainsi administrée : pilules composées chacune de 1 centigramme de poudre et 1/2 centigr. d'extrait de belladone (on ne dit pas si c'est la poudre de la racine ou des feuilles) à prendre tous les soirs pendant une semaine en se couchant. Pendant la deuxième semaine, deux pilules le soir, et pendant la troisième une le matin en se levant et deux le soir. Point d'amélioration pendant les deux premières semaines ; mais grand amendement pendant la troisième. On continue encore l'usage des pilules pendant deux autres semaines, au bout desquelles la guérison est complète.

La belladone ne réussit presque jamais dans l'incontinence d'urine diurne des adultes, laquelle dépend presque toujours de l'atonie, du relâchement du sphyncter de la vessie, tandis que chez les enfants il y a, au contraire, le plus souvent spasme, irritabilité de cette partie.

CHOLÉRA ASIATIQUE. — Indépendamment des moyens de calorification, M. Debreyne (*Mém. cit.*) propose contre le choléra, comme moyen principal, la belladone unie au mercure. Ce médecin administre la belladone à haute dose à l'intérieur et à l'extérieur pour combattre les crampes. Il insiste surtout sur l'emploi des frictions faites avec la teinture de belladone sur toute l'épine dorsale et particulièrement sur les membres.

Dans le choléra de 1854, j'ai employé avec avantage et simultanément le laudanum à l'intérieur et la teinture de belladone mêlée à l'alcool camphré à l'extérieur, concurremment avec les révulsifs, les moyens de caléfaction, etc. L'extrait de belladone pur, appliqué sur un vésicatoire à l'épigastre, a fait cesser le vomissement chez un cholérique, et a ainsi favorisé l'action des autres moyens employés dès lors avec efficacité.

EMPOISONNEMENT PAR L'OPIUM. — Un homme, atteint de *delirium tremens*, avait pris deux onces (30 gr.) d'une solution de muriate de morphine en trente-six heures, et était tombé dans un coma profond, avec respiration stertoreuse et très-lente, contraction extrême des pupilles, etc. M. Lindsey (*Edimb. méd. journ.*, 1855) lui fait administrer 24 gram. de teinture de belladone, à la dose de 4 gram. par heure : bientôt le coma se dissipe, la respiration devient plus fréquente, les pupilles se dilatent, et au bout de quatre heures et demie le malade est hors de danger. Dans un autre cas (*ibid*) il s'agissait d'une femme de cinquante ans, qui avait pris en quelques heures 20 gram. de laudanum et qui était tombée dans le coma, avec contraction extrême des pupilles, respiration stertoreuse, refroidissement des extrémités, etc. On lui administre 30 gram. de teinture de belladone fraîchement préparée dans 90 gram. d'eau, et dans la demi-heure suivante, 8 autres gram. de la même teinture ; une heure et demie après, la pupille est extrêmement dilatée, la respiration est plus fréquente, le pouls plus fort ; après trois heures, toute trace d'empoisonnement avait disparu.

Il est à remarquer dans ces faits que la belladone a été administrée à doses toxiques, proportionnées à celles de l'opium, dont elle a combattu les effets. Si l'action de la belladone sur le cerveau n'avait pas été contrebalancée par celle de l'opium, l'empoisonnement aurait été indubitablement le résultat de l'emploi de la solanée vireuse à une dose aussi élevée. Cette médication est donc fondée sur l'antagonisme qui existe entre l'action de l'opium et celle de la belladone, physiologiquement manifestée sur la pupille, que le premier resserre et que l'autre dilate. Je dois placer à côté de ces faits, l'innocuité de l'ingestion simultanée d'une dose toxique de laudanum et de teinture d'opium dans un cas de rétention d'urine rapporté à la page 36, ainsi que le fait d'un empoisonnement par les feuilles de belladone (p. 12), contre lequel j'ai employé avec succès l'opium à doses rapprochées.

En rappelant ces derniers faits, dont l'un recueilli en 1839 est rapporté dans la première édition de mon *Traité des Plantes indigènes*, et l'autre a été observé en 1848, j'ai moins pour but de revendiquer une priorité à laquelle j'attache peu de prix, que d'appuyer une découverte thérapeutique importante.

PTYALISME. — Le docteur Erpenbeck (*Hanover corresp. Blatt.*) a publié le fait suivant : « Une femme, atteinte d'entérite sérieuse, avait été soumise à un traitement par le mercure à l'intérieur et à l'extérieur. A la suite, il lui était survenu une abondante salivation. L'auteur prescrivit 12 centig. et 1/2 d'extrait de belladone dans une émulsion pour les vingt-quatre heures. Le lendemain la salivation avait disparu et la bouche était complètement sèche. Dès que l'emploi de la belladone fut interrompu, la salivation reparut ; elle disparut encore dès qu'on revint au médicament. L'auteur croit donc, d'après ce fait et d'après quelques autres observés par lui, que la belladone constitue un bon moyen prophylactique contre la salivation. » (*Journ. de méd., de chir. et de pharm. de la Soc. des Scienc. méd. et natur. de Bruxelles*, 1854, p. 140).

Une pauvre femme âgée de trente-six ans était atteinte pendant sa grossesse d'un écoulement continuel de salive filante et claire, avec cuisson, chaleur insupportable aux gencives et douleurs passagères, lancinantes dans les mâchoires, surtout dans l'inférieure. Après avoir épuisé pendant trois semaines toute la série des remèdes vulgaires, et avoir eu inutilement recours à l'iode et à l'iodure de potassium, M. Vanoye (*Jour. des connais. méd.-chir.*, t. XXXII, p. 163), se rappelant qu'une des propriétés de la belladone consiste à diminuer notablement les sécrétions de la partie supérieure du tube digestif, prescrivit l'extrait de cette plante à l'intérieur à la dose de 5, puis de 10 cent. par jour. Le même médicament fut employé en gargarisme, dans de l'eau de son ou une décoction de guimauve, et sans autre addition que quelques gouttes de laudanum. Sous l'influence de ce traitement la sécrétion salivaire diminua progressivement, et la guérison eut lieu en huit jours. Dans un autre cas où le ptyalisme reconnaissait pour cause une intoxication hydrargyrique, M. Vanoye l'a également arrêté avec l'extrait de belladone.

GLUCOSURIE. — Le docteur Morand (Bouchardat, *Ann. cit.*, 1846, p. 18) est parvenu, par l'usage de la belladone, à suspendre un écoulement involontaire de salive et à modérer les accidents de la glucosurie. Comme la cause efficiente de cette maladie diffère essentiellement de celle qui produit l'incontinence d'urine nocturne, la même médication ne saurait lui être appliquée.

SPERMATORRHÉE. — M. le docteur Lepri (*Gaz. med. Toscana*, janv. 1854) s'est demandé, en présence d'un cas de spermatorrhée qui avait résisté à un grand nombre de moyens, pourquoi la belladone ne ferait pas cesser cette incontinence spermatique ? Comme on va le voir, le résultat a été conforme à son attente.

« Un jeune homme, de mœurs très-pures et très-continent, vint consulter

M. Lepri pour des pollutions nocturnes qui, revenant toutes les nuits et plusieurs fois même chaque nuit, affaiblissaient considérablement ses forces et avaient beaucoup agi sur ses facultés morales et intellectuelles. Ces pollutions duraient depuis quelques semaines et n'avaient été améliorées par aucun médicament, non plus que par quelques moyens hygiéniques, tels que le repos sur un lit très-dur, le réveil la nuit et les aspersions froides. Deux années auparavant, ce jeune homme avait eu une miliaire, qui avait laissé à sa suite une incontinence nocturne d'urine. Quelques mois s'étaient passés avec des alternatives de bien et de mal, lorsque tout-à-coup cette fâcheuse incommodité disparut. Après avoir mis en usage l'application de deux vésicatoires aux cuisses, un traitement tonique et corroborant, plus un certain nombre de médicaments, tels que le camphre associé au laudanum, l'alun, sans aucun succès, M. Lepri en vint à songer que cette spermatorrhée avait peut-être quelque liaison avec l'incontinence d'urine antérieure, et, se rappelant les bons effets de la belladone dans les cas de ce dernier genre, il en prescrivit l'emploi au malade le soir en se couchant et le matin en se levant. En quelques jours, toute trace de la maladie avait disparu. (*Bull. gener. de thérap.*, t. LVIII, p. 235.)

HÉMORRHOÏDES.—Suivant le docteur Grœnendael's (*Ann. de la Soc. des scienc. méd. de Malines*) la belladone est, comme antiphlogistique et relâchant, un remède très-efficace dans les affections hémorrhoïdales ; il calme la douleur, facilite la dilatation du sphincter anal, fait cesser la constipation, cause principale de la stagnation du sang dans les vaisseaux du rectum. On fait, trois ou quatre fois par jour, des onctions à l'anus avec une pommade composée de 2 gram. d'extrait de belladone pour 30 gram. d'onguent rosat.

Dans les cas de tumeurs hémorrhoïdales volumineuses, enflammées, étranglées, très-douloureuses, je fais appliquer des linges fins imbibés du mélange suivant : Eau de laitue, 500 gr. ; extrait de belladone, 8 gr. ; extrait gommeux d'opium, 2 grammes. Sous l'influence de ces applications fréquemment renouvelées, les douleurs cessent, l'inflammation se dissipe, et, en continuant le même moyen, les tumeurs hémorrhoïdales diminuent peu à peu et se flétrissent. J'ai employé cent fois ce remède et toujours avec succès.

ULCÈRES.— Tragus (*De sturp.*, t. I, p. 306, ann. 1539) s'exprime ainsi sur l'efficacité de la belladone dans les ulcères : *Potest et ex succo illo, admixtis cerussa et lithargyrio unguentum nobile confici ad persananda fluentia et serpentia ulcera.* On a obtenu de bons effets de l'emploi de cette solanée contre les affections syphilitiques anciennes.—Le docteur Boettcher; de Kœnisberg (*Dict. des Scienc. méd.*, t. III, p. 74), s'est servi avec beaucoup d'avantage, à l'intérieur, d'un mélange de poudre de belladone et de calomel, pour guérir en très-peu de temps des ulcères phagédéniques de la gorge et des parties génitales, ainsi que des excroissances. — Un ulcère gangréneux du pied, survenu à la suite d'une brûlure, fut guéri, au rapport du docteur Blackett (*London med. repository*, avril 1824) au moyen d'un onguent composé de 8 gr. d'extrait de belladone, et de 24 gram. de savon et de cérat. —Chevalier (*loc. cit.*) a combattu avec succès les ulcérations cutanées scrofuleuses, et d'autres ulcères très-douloureux, au moyen de la belladone appliquée immédiatement sur l'ulcère ou sur la peau environnante.

CONCLUSIONS GÉNÉRALES.

De tout ce que nous avons dit sur la belladone on peut conclure :

Que l'action intime de cette plante sur l'organisme ne peut pas plus s'expliquer que celle des autres modificateurs énergiques du cerveau et du système nerveux.

Que ses effets toxiques, considérés dans les phénomènes qu'ils développent, et dont l'apparence décèle une sorte d'hyposthénie ataxique, diffèrent essentiellement de ceux de l'opium, auxquels ils paraissent même opposés.

Qu'elle est le remède par excellence des névralgies, et, en général, de la douleur, surtout quand celle-ci siége à l'extérieur, tandis que l'opium combat plus efficacement la douleur interne.

Qu'elle jouit d'une efficacité réelle dans la plupart des névroses, et notamment dans la coqueluche ; qu'elle guérit quelquefois l'épilepsie, dont elle diminue ou éloigne tout au moins les accès ; que son utilité est incontestable comme excellent antispasmodique, dans les convulsions, le tétanos, la chorée, le *delirium tremens*, la gastralgie, l'entéralgie, l'iléus, le vomissement nerveux, les coliques hépatiques et néphrétiques, l'asthme, dans certains cas d'hystérie, etc.

Qu'elle produit les résultats les plus heureux dans la constriction et la rigidité du col de l'utérus pendant l'accouchement, dans les rétrécissements spasmodiques de l'urètre, dans celui de l'anus avec ou sans fissure ; dans la strangurie, la rétention d'urine, la constriction spasmodique de la gorge, du larynx ; dans les hernies étranglées, pour en faciliter la réduction.

Qu'elle se montre efficace dans certaines inflammations où l'élément douleur domine ; dans l'érisypèle, les phlogoses cutanées, superficielles, la blennorrhagie, l'orchite, le panaris, et surtout, comme moyen prophylactique dans la scarlatine.

Qu'elle l'emporte sur tous les autres remèdes pour combattre la photophobie qui accompagne si fréquemment l'ophtalmie en général et en particulier les inflammations des diverses parties de l'œil, tels que l'iritis, la choroïdite, la rétinite, etc. ; pour remédier au resserrement spasmodique et à l'occlusion de la pupille ; pour réduire la procidence de l'iris et détruire ses adhérences ; pour préparer l'œil à l'opération de la cataracte et prévenir l'iritis que cette opération produit si fréquemment ; pour maintenir la dilatation pupillaire, favoriser ainsi l'absorption et rendre moins probables les adhérences après l'opération de la cataracte par broiement; pour prévenir la cataracte secondaire ; pour rendre momentanément possible la vision, dans les cas d'opacité centrale du cristallin ou de tache de la cornée ; pour éclairer, enfin, le diagnostic de quelques affections de l'œil.

Qu'elle réussit quelquefois en topique dans les engorgements lymphatiques ou scrofuleux, les tumeurs articulaires, rhumatismales, etc.

Qu'elle est employée avec avantage contre les affections cancéreuses, et qu'elle guérit quelquefois, sinon le cancer, dont elle appaise les douleurs mieux qu'aucun autre médicament, du moins des maladies qui lui ressemblent tellement que les praticiens les plus exercés n'ont pu, sur ce point, établir un diagnostic différentiel certain.

Que l'on en retire de grands avantages dans l'incontinence d'urine nocturne chez les enfants, et non dans l'incontinence d'urine diurne des adultes, où elle est presque toujours inefficace; dans le ptyalisme, la spermatorrhée, la stomatite mercurielle, le choléra, les hémorrhoïdes, les ulcères, etc.

Qu'elle peut-être employée avec avantage dans l'empoisonnement par l'opium, en raison de l'antagonisme qui existe entre ce dernier et les solanées vireuses.

Que cette précieuse solanée, enfin, tient le premier rang parmi nos plantes médicinales indigènes, et doit être placée, comme substance médicamenteuse éminemment utile, sur la même ligne que l'opium et le quinquina.

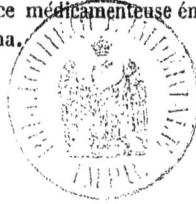

BOULOGNE – SUR – MER

IMPRIMERIE DE BERGER FRÈRES,

Grande Rue.

www.ingramcontent.com/pod-product-compliance
Lightning Source LLC
Chambersburg PA
CBHW050517210326
41520CB00012B/2347